HISTOIRE
De
LA VIE De
La

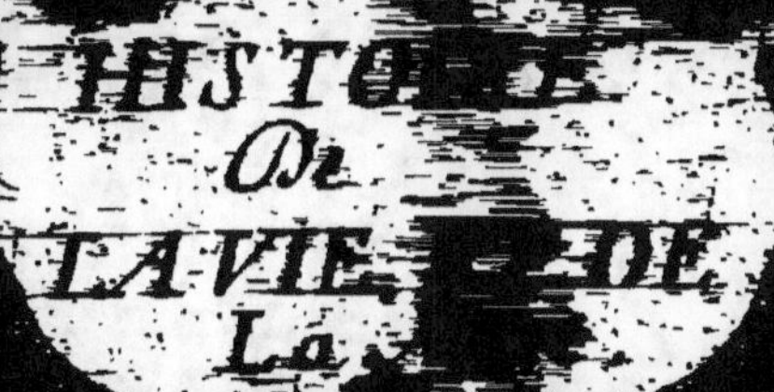

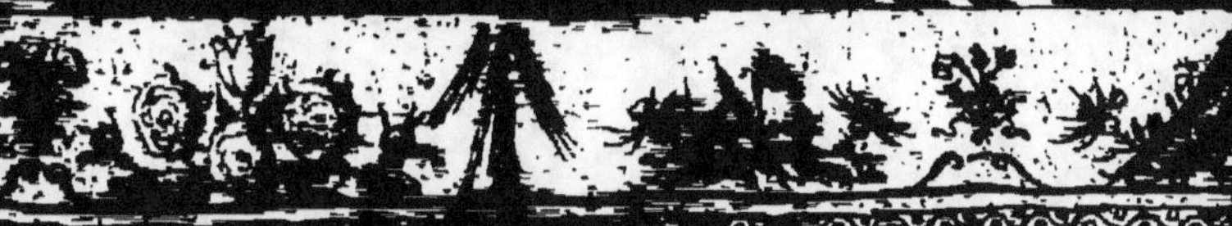

...omme a tort se peiner à prolonger son age.
...nt quil fuit en vain, le talonẽ, et l'atteint:
...comme un Flambeau, quon expose à l'orage;
...qui le nourrit, le consume, et l'esteint.

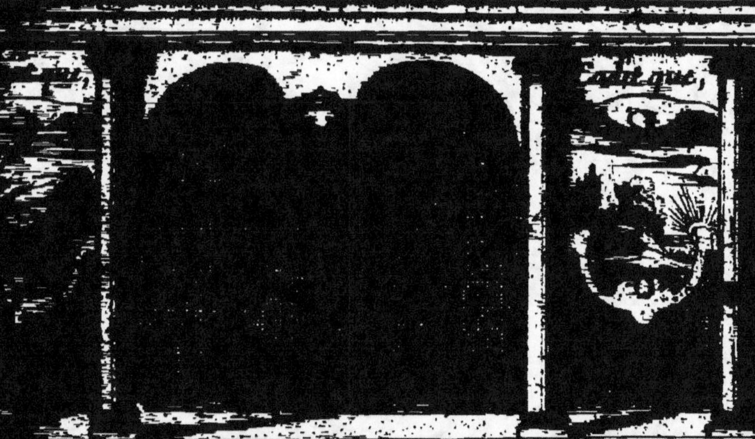

...ale que

HISTOIRE
DE LA VIE,
ET
DE LA MORT:

OV IL EST TRAITTÉ DE la longue & courte durée de toute sorte de Corps; Des causes de leur decadence; & des moyens d'en reparer les defauts, autant qu'il se peut.

COMPOSÉE PAR Mᵉ.

FRANCOIS BACON,
GRAND CHANCELIER
D'ANGLETERRE,

Et fidelement traduite par I. BAVDOIN.

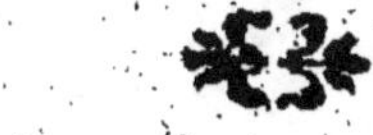

A PARIS,

Chez {

GVILLAVME LOYSON, dan la Gallerie des Prisonniers, au nom de IESVS. ET

IEAN-BAPTISTE LOYSON, dans la salle Dauphine, à la Croix d'or.

M. DC. XLVII.

AVEC PRIVILEGE DV ROY.

A
MONSEIGNEVR
SEGVIER,
CHANCELIER
DE FRANCE.

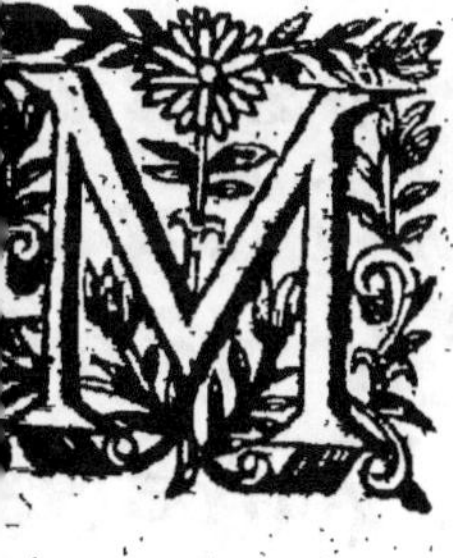ONSEIGNEVR,

J'aduoüe que i'ay mauuaise
grace d'offrir à VOSTRE
GRANDEVR cette HI-

STOIRE DE LA VIE,
& de LA MORT, puis
qu'elle n'enseigne rien que
vous ne sçachiez des-jà, pour
l'auoir appris de vos propres
Meditations, plus aduantageusement que de tous les
Liures des Philosophes. Ie
vous la presente neantmoins,
non pas tãt pour estimer digne
de vostre veuë la Traduction
que i'en ay faicte, qu'afin d'
l'authoriser par vn Nom si
celebre comme est le vostre.
D'ailleurs, MONSEI-
GNEVR, pour me persua-
der qu'elle ne vous desplaira
pas, il me suffit d'en auoir
tiré la Coppie de l'Origina

Mon grand CHANCE-
LIER, tel que Vous estes;
& qui, comme Vous aussi, aymoit si passionnément les belles
productions de l'Esprit; qu'il
mettoit en elles tout le plus
doux, & le plus agreable diuertissement de la Vie. Nos
Peres, MONSEIGNEVR,
ont imité celle de vos Illu-
stres Ayeux; Le Siecle où
nous sommes admire la vo-
stre; & la Posterité passera
de l'admiration au rauisse-
ment, par les grandes choses
qu'elle en apprendra dans nostre Histoire. Elle y verra,
MONSEIGNEVR,
comme Vous auez vn Char-

me infaillible contre la plus
formidable de toutes les Puissances ; Et que ce Charme n'est
autre que vostre propre Vertu ;
qui ne peut craindre la Mort,
puis qu'elle vous doit faire viure à iamais en la meilleure
partie de Vous-mesme. Mais
il me sied mal de vouloir vous
entretenir de loüanges, & de
ne voir pas, que vos merites
infinis ont espuisé toutes celles
que ie sçaurois iamais donner
à VOSTRE GRAN-
DEVR. S'il est donc vray
MONSEIGNEVR,
comme le remarque l'Orateur
Latin, qu'il y a non seulement
vn certain Art, mais encore

EPISTRE.

vne certaine Eloquence à se
taire, quand nostre Esprit se
trouue sterile, pour la trop
grande fertilité de la Matiere
que nous auons à traitter ; Et
si mesme, au Iugement d'vn
Grec, le plus ingenieux des
Poëtes Lyriques, ce qu'on ne
dit pas, fait quelque fois vne
plus forte impreßion que ce
que l'on dit; Il faut, MON-
SEIGNEVR, que l'abon-
dance exceßiue de tant d'A-
ctions merueilleuses, dont vous
estes l'immortel Sujet, m'inter-
disant la parolle, rende eloquent mon Silence, & que
mes Escrits publient pour

EPISTRE.

moy, que ie suis plus que personne du monde

MONSEIGNEVR,

DE VOSTRE GRANDEVR,

Le tres-humble, tres-obeïssant,
& tres-obligé seruiteur,

I. BAVDOIN.

SI vous auez leu ce Liure en Latin, vous m'aduoüe-rez, Lecteur, qu'il traitte de Matieres assez difficiles, pour pouuoir estre mises en nostre Lan-gue, auec quelque sorte d'agreé-ment. Car il s'y rencontre en chas-que page, diuers termes de l'Escho-le, qu'on appelle autrement *des Mots consacrez*, qui m'ont quel-quefois embarrassé, pour n'en auoir sceu trouuer en François d'aussi ex-pressifs, ny d'aussi propres à rendre le sens de mon Autheur. Ie m'en suis acquitté neantmoins, le mieux que i'ay pû; Et l'ay fait auec vne religieuse circonspection, afin de

ne rien oster, s'il estoit possible, de
la dignité de cet Ouurage. Pour cette mesme raison aussi, dans ces
Obseruations de Physique, le sujet
desquelles se peut nómer precieux,
i'ay mieux aimé que mon expression, sans estre rude, ne fût pas pourtant si raffinée, de peur qu'il ne
m'aduint comme à ces mauuais La-
pidaires, qui pour vouloir trop po-
lir vn Diament, en diminuent ensemble le poids, & le prix, Adieu.

Extraict du Priuilege du Roy.

PAr Grace & Priuilege du Roy, il est permis à IEAN BAVDOIN de faire imprimer par tel Imprimeur ou Libraire qu'il adui-
sera bon estre, *Toutes les Oeuures de* FRAN-
ÇOIS BACON, *Chancelier d'Angleterre*, de
la traduction dudit BAVDOIN; & ce durant
l'espace de dix ans, à commencer du iour que
chaque Volume sera acheué d'imprimer pour
la premiere fois; Auecque deffences à tous
Libraires, Imprimeurs, ou autres que ceux qui
auront droict de luy, d'imprimer, ou faire imprimer aucuns traictez de ce mesme Autheur,
de la version dudit BAVDOIN, sur les peines
portées par ledit Priuilege. Donné à Paris le
treiziesme Nouembre 1640. Par le Roy en
son Conseil, Signé, CONRART.

Ledit sieur Baudoin a cedé à Guillaume
Loyson, & Iean-Baptiste Loyson, Marchãds
Libraires, son Priuilege, seulement pour cette
Histoire de la Vie, & de la Mort, suiuant l'Ac-
cord, qu'ils en ont passé ensemble, sous leur
seing priué.

*Acheué d'imprimer pour la premiere fois le dix-
huictiesme iour de May* 1647.

TABL DES PRINCIPAVX SVIETS DE CE LIVRE.

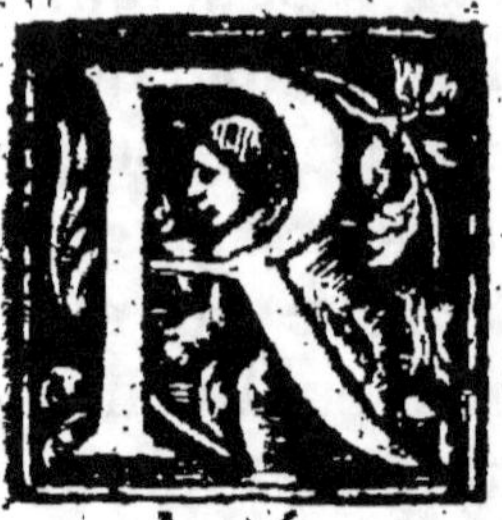

Fin de la Table.

AVX VIVANS,
ET A LA POSTERITE'.

NOVS auions deſſein que dans noſtre Hiſtoi-re naturelle, celle-cy de la VIE, & de la MORT, tint le dernier lieu, entre les autres que nous auons promis de faire voir dans ſix mois. Mais il nous a ſem-blé depuis entierement neceſſaire de changer cét ordre, & de la publier en ſuitte de la premiere. A quoy nous a particulierement obligez le merueilleux fruict qui ſe peut cueil-lir du temps qu'on employe à ce tra-uail, dont il n'eſt pas iuſques aux

ē

moindres momens qui ne soient si
precieux, qu'il en faut tenir la perte
pour irreparable : Car nous espe-
rons, comme c'est nostre desir, qu'il en
reuiendra du bien à quantité de personnes ; & que les Medecins hors
du commun, en ayant vn peu plus de
courage, iront aussi vn peu plus a-
uant que la guerison des Malades ;
& seront honnorez, non seulement
pour le besoin qu'on aura d'eux,
mais deuiendront encore Agens &
Ministres de la Toute-puissance &
de la Bonté diuine, en matiere de
conseruer la santé aux hommes, &
de leur prolonger mesme la Vie. Ce
qu'à mon aduis on doit souhaitter
d'autant plus volontiers, qu'il se
peut faire par des moyens non moins
asseurez, qu'ils sont honestes & com-
modes, quoy que iusqu'icy l'on ne les

ait pas espreuuèz. Et à vray dire,
bien que nous, qui sommes Chrestiens, aspirions passionnément, &
sans relasche à cette heureuse Pa-
trie, qui nous a esté promise ; ce ne
sera pas neantmoins vne petite marque de la faueur de Dieu , si tandis
que nous voyageons dans le Desert
de ce Monde, ce Corps fragile, &
qui n'est qu'vne despoüille mortelle,
ne se consume si tost , & ne s'vse
que le moins qu'on pourra.

INTRODVCTION
à l'Histoire de la Vie,
& de la Mort.

I L y a long-temps que l'on se plaint, & qu'on ne cesse de dire, *Que l'Art est long, & la Vie courte.* A raison dequoy il semble à propos, que nous qui nous employons à perfectionner les Arts, trauaillons aussi à rechercher les moyens de prolonger la Vie, fauorisez de celuy qui en est la source, & l'Autheur de toute Verité. Car bien que la Vie des Mortels ne soit proprement qu'vne suitte, & vn côble de pechez & de miseres continuelles, ou si vous voulez, vn moment passager,

peu confiderable à ceux qui afpi-
rent à l'Eternité; fi eft-ce que nous
qui fommes Chreftiens, ne pouuons mieux employer fa courte
durée, qu'à faire des œuures charitables.

A cela nous doiuent obliger encore plus les confiderations fuiuan-
tes; Que le Fauory de Iesvs-Christ
a furuefcu à tous les autres Difci-
ples; Que parmy les Peres, les bons
Religieux, & les Sainds Hermites,
il s'en eft trouué plufieurs qui ont
vefcu long-temps ; Et que depuis
la mort de noftre Sauueur, cette be-
nediction dont il eft parlé, fi fouuent dans l'ancienne Loy, eft moins
décheuë que toutes les autres bene-
dictions de la terre. Or comme
l'inclination eft naturellement portée à tenir pour vn grand bien vne

ē iii

longue Vie ; Aussi est-il extремé-
ment difficile de trouuer les vrais
moyens de la prolonger. Que si
quelque chose en augmente la difficulté, c'est la vanité de ceux qui
s'en font accroire sur cette matiere,
& qui par leurs fausses opinions, la
ruynent de fonds en cõble. Car d'vn
costé c'est vn fondement trompeur
de la Medecine commune ce qu'elle
suppose sans cognoissance, de l'humeur radicale, & de la chaleur naturelle; Et de l'autre les grandes
promesses des Souffleurs, & des
Empyriques, ne font d'abord qu'a-
muser les hommes de belles espe-
rances, qui les abandonnent enfin,
apres les auoir long-temps entre-
tenus.

Or ie n'entreprends pas icy de
faire des traittez exactes de diuerses

sortes de maladies, qui procedent
de la corruption des humeurs; ny
de la mort qui peut-estre causée par
quelque prompte suffocation, ou
par tel autre accident inopiné, qui
sont choses communement ensei-
gnées dans les Escholes de Medecine; mais seulement de cette sorte de
Mort, où nous conduit la Vieillesse,
à faute de Suc & de nourriture, &
par vne perte inéuitable de nos forces. Ce n'est pas pourtant que ie
croye estre obligé à ne rien dire
des dernieres approches de la Mort,
ny de l'extinction finale de Vie:
Car bien qu'elle procede d'vne infinité de desordres, qui sont causez,
ou du dehors, ou du dedãs; elle fait
néãtmoins ses derniers efforts presque tousiours d'vne mesme sorte;
Et c'est dequoy ie me reserue à trait-

ter en la derniere partie de ce Liure.

Que s'il estoit en nostre puissance
de reparer entieremét en nos Corps
le premier principe de la Vie, la durée en seroit éternelle, comme celle
du feu des Vestales. Voila pourquoy les Medecins & les Philosophes s'estant aduisez que tous Animaux auoient besoin de nourriture,
pour reparer la perte des esprits, &
du reste des substances, qui se fait
necessairement en leurs Corps (bien
que toutesfois ils ne puissent subsister long-temps sans vieillir, ny sans
cesser de viure) ont mis en auant
que leur mort arriuoit enfin, à cause que ce qui les maintenoit en vie,
ne pouuoit estre suffisamment reparé: D'où il est aduenu, qu'ils ont
supposé vn degast continuel de
l'Humide radical, dont le fonds ne

se peut restablir; mais qu'au contraire le remplacement qui s'en fait
durant tout le cours de la Vie, est
imparfait & defectueux. La raison
est, dautant que ce qui est rempla-
cé se trouue pire que ce qui est perdu; Et qu'enfin mesme cette reparation, quelque imparfaite qu'elle
soit, ne peut plus estre continuée.

Mais toutes ces suppositions sont
faites à plaisir, & sans fondement;
pource qu'il n'y a rien de ce qui est
perdu en l'Animal, durant la ieunesse, qui ne soit entierement reparé. Ie dis bien d'auantage, c'est que
pendant quelque temps, ce qu'il
acquiert surpasse ce qu'il a perdu,
non seulement en quantité, puis
qu'il deuient plus grand, mais aussi
en qualité, & en ce qu'il est meilleur, veu qu'il deuient plus vigou-

reux, & plus fort auecque l'aage.
De sorte que si les Animaux cessét
de viure, ce n'est point à faute de
Matiere, mais seulement pour ne
la pouuoir bien employer, & mettre à profit. Quand l'homme est au
declin de ses ans, ses pertes sont mal
compensées ; Et s'il est assez bien restably touchant quelques-vnes de
ses parties, il faut de necessité qu'il
empire en plusieurs autres : Ce qui
fait que sur la fin de nos iours, nous
endurons ce cruel supplice, semblable en quelque façon à celuy de
Mezentius, de voir mourir ce qui
est sain & viuant en nous, dans les
embrassemens de ce qui si trouue
desia mort, & corrópu; Et qu'enfin nous cessons de posseder ce qui
peut estre reparé, pource qu'il est
ioint à ce qui est irreparable. Car

en effet au decours de noſtre aage,
ce qu'il y a dans nos Corps, d'eſprits, de ſang, de chair, & de graiſſe
eſt aſſez bien reparé, tandis que les
parties les plus ſeiches, ou les plus
maſſiues, comme ſont les Membranes, les Tuniques, les Nerfs, les Arteres, les Veines, les Os, les Cartil-
lages, la pluſpart des Entrailles, &
en vn mot preſque tous nos Membres ſolides, & plus compoſez,
qu'on appelle communement les
parties organiques & diſſimilaires,
ne ſont reparez qu'à demy, ou qu'a-
uecque beaucoup de dechet. Or
cette derniere ſorte de parties eſtát
deſtinée pour ſeruir à la conſeruation actuelle des autres; Lors qu'elles viennent à deſchoir de leurs forces, & à faire mal leurs fonctions,
tout s'en va en decadence, & rien

ne peut subsister apres leur ruyne,
puis qu'en effet leur office est de
pouruoir à leur propre entretien,
& à celuy de tout le reste. Enfin la
cause du desistement de nos forces,
& de leur reparation, vient de ce
que l'Esprit, par qui nous viuons,
est comme vn feu mouuant &
actif, qui ne cesse de nous rauager;
outre que l'Air qui nous enuironne conspire aussi à cette fin, pource
qu'il succe nostre Humidité, &
rend nos Membres arides : Doù il
s'ensuit enfin, que la Machine de nos
Corps est destruitte; & que les res-
forts de la Vie, ne sont plus propres
à produire les Operations ausquelles ils estoient destinez. Voila en
effet le chemin qui nous conduit à
la Mort naturelle, & les causes d'où
elle procede, qu'il nous faut soi-

gneusement taſcher de recognoi-
ſtre, pour trouuer le moyen de les
éuiter.

Cela me donne ſuiet de partager
tout cet Ouurage en deux parties,
ou s'il faut ainſi dire, en deux Recherches; dont la premiere ſera em-
ployée à remarquer les cauſes de la
conſomption, ou du rauage des forces, & de la Vie du Corps humain,
afin de les éuiter; Et la ſeconde taſ-
chera de deſcouurir les moyens de
bien meſnager ſa vigueur, & de
reſtablir les pertes continuelles, qui
en ſont inéuitables. Pour ce qui touche noſtre deſtructiõ, il faut ſur tout
auoir eſgard à l'eſprit qui eſt dedás
nous, & à l'air qui nous enuironne:
Et pour ce qui appartient à noſtre
ſubſiſtance & conſeruation, nous
deuons nous attacher principale-

ment à defcouurir l'œconomie de
la diftribution de nos Alimens, &
tout le progrez de noftre nourriture. A quoy i'adioufte, quant à noftre degaft, qu'il nous eft prefque
commun auec tout ce qu'il y a de
Corps Sublunaires, mefme inanimez, attendu qu'il ne s'en trouue
point qui foient tout à fait deftituez
d'efprits, & que les atteintes de l'air
fe font, ou peu s'en faut, d'vne mefme forte fur les Corps informes, que
fur ceux qui font organifez, & formez auecque diuers Membres : fi ce
n'eft peut-eftre que le furplus des efprits qu'ont ceux-cy par deffus les
autres, femble ne feruir qu'à les de-
ftruire plus promptement, foit à
force d'en faire agir les refforts auec
trop d'impetuofité, foit en fe diffi-
pant eux-mefmes par leur action

trop tenduë. Car il est tres-éuident, que la pluspart des Corps inanimez peuuent subsister long-temps, sans auoir besoin d'estre reparez ; au lieu que ceux qui sont animez cessent de viure, ainsi que le feu, aussi-tost qu'ils mãquent de nourriture. C'est doncques nostre intention dans çét Ouurage, de considerer le Corps humain ; premierement selon que sa condition est commune auecque les Corps inanimez, & qui ne sont point nourris; Et en second lieu, selon qu'il ne peut subsister sans nourriture. Mais en voila de reste pour vne Preface ; Venons maintenant aux Recherches que nous auons à faire.

REMARQVES

PARTICVLIERES,

OV,

RECHERCHES

DIVERSES,

TOVCHANT

LA VIE, & LA MORT.

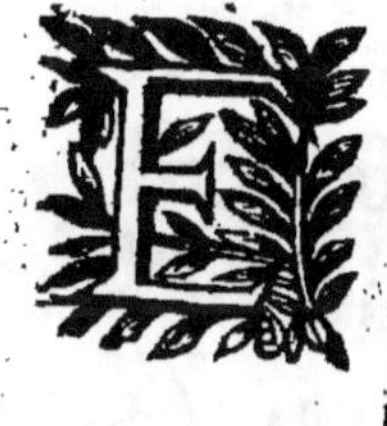

ENquerez-vous succin-ctement, & comme en passant, de la Nature des Choses, qui sont ou plus ou moins de longue Durée, en ce qui regarde les Vegetaux, & les Corps inanimez.

Mais soyez vn peu plus pon-

A

&ctuel à rechercher, d'où vient que tels Corps, perdant leur humidité deuiennent arides ; par quels moyens on peut l'empescher, ou les conseruer en leur estat ; & comment les attendrir, les amollir, & les rajeunir, apres qu'ils ont commécé vne fois à se dessecher.

Cette Recherche pourtant ne doit pas estre tout à fait si exacte; dautant que ces choses sont comme annexées à ce qui est durable de soy ; & que ce n'est pas d'elles principalement qu'il faut s'enqueric icy, puis qu'elles ne seruent que de lumieres à la connoissance de ce qui peut prolonger, ou rétablir la Vie des animaux; A quoy contribuent, comme nous auons desja dit, des choses presque semblables, mais chacune à sa mode.

3. Soyés soigneux de vous enquerir de la longue & courte Vie des Animaux; Ensemble des circonstances requises à s'éclaircir comme il faut de cette Matiere.

4. Or pource que la Durée des Corps se considere en deux façõs; L'vne en son *Identité* simple, l'autre en sa *Reparation*, dont la premiere n'a lieu seulement qu'aux Corps inanimez ; & la seconde qu'aux Vegetaux, & aux Animaux; Puisque celle-cy se fait par l'vsage conuenable des Alimens, il faut s'enquerir de ce qui appartient à la Nourriture , & à son Progrez; Mais il suffit que ce soit en passant, à cause que cela regarde proprement ce qu'on appelle * *Assimilation*, & * *Alimentation*. * Conuersion en mesme substance. * Façon de nourrir.

De cette Recherche touchant les Animaux, & leur Nourriture, il faut passer à celle de l'Homme. Car tant plus le sujet de s'instruire est noble, tant plus doit-on estre soigneux de l'examiner.

5. Enquerez-vous de la longue & courte durée de la Vie des Hommes, selon les âges du Monde; les Pays, ou les Clymats differens; & les lieux de leur Naissance & de leur Demeure.

6. Faites-en de mesme à l'esgard de leur Tyge, & de leur prouignement, en vous enquerant s'ils sont de Race à viure peu, ou long-téps; Cóme encore, quelle est la Complexion, la Constitution, l'Habitude, & la Taille de leur Corps; s'ils sont creus ou non, suiuant les degrez ordinaires de la Nature, si

leurs Membres ont la proportion
requiſe, & s'ils ſont bien ou mal
faits.

Prenez garde au temps de leur   7.
Natiuité, de telle ſorte neátmoins,
que ſans vous amuſer pour l'heure
ny aux Poſitions du Ciel, ny aux
Conjonctions des Eſtoiles, ny à
telles autres Obſeruations d'A-
ſtrologie, vous ne vous arreſtiez
qu'aux plus communes & plus eui-
dentes ; Comme qui remarque-
roit ſi l'Enfant eſt né le ſeptieſ-
me, huictieſme, neufuieſme ou
dixieſme mois ; ſi de nuict, ou de
iour, & en quel mois de l'année.

Sçachez pareillement ce que   8.
peuuét les Exercices du Corps, les
Abſtinences, le bon ou mauuais
Regime ; & les autres choſes ſemblables, ſoit pour prolonger, ſoit

pour accourcir la Vie des Hommes. Car quant à l'air où ils viuét,
nous en traitterons cy-apres, dans
l'Article des Lieux les plus propres à leur Demeure.

9. Enquerez-vous de leur Vie, ou
plus ou moins longue, selon leurs
emplois, & leurs deportemens ;
Ou si vous voulés encore, selon
les Passions de leur Ame, & les diuers Accidens qui leur arriuent.

10. Informez-vous separémét quels
sont les Remedes, & les Medicamens qu'on tient les plus propres
à prolonger la Vie.

11. Taschez de vous éclaircir des
Pronostics & des Signes, de la
longue & courte Vie, Non pas
toutesfois de ceux qui presagent
vne Mort prochaine; (car cette
connoissance est de l'Eschole des

Medecins) mais de ces autres qui
par la Phyſiognomie & par de
ſemblables connoiſſances font
iuger ſi l'on ſe porte bien.

Ayant poſé iuſqu'icy les fonde-
mens d'vne maniere d'enqueſte
confuſe & ſans ordre, touchant la
longueur & la brieueté de la Vie;
Il me ſemble qu'à cette Recherche il s'é peut adjouter vne autre,
qui ſoit faite auec Art, & meſme
capable d'eſtre reduitte en pratique par le moyen des *Intentions.*
Il y en a de trois Genres, & lors
que nous viendrons à les rechercher, nous ferons la Diuiſion des
plus particulieres d'entr'elles.
Quant aux trois autres, qui ſont
les Generales, elles ont pour bût
d'empeſcher le degaſt des Corps,
de les Reparer le mieux qu'il ſe

A iiij

peut, & de les renouueller, quand ils sont vieux.

12. Enquestez-vous donc de ce qui peut empecher la Consomption de l'Humide en l'Homme, & faire que son Corps ne deuienne aride, ou du moins en retarder l'euenement.

13. Sçachez quelles sont les choses qui concernent generalement la continuation & le progrez de la Nourriture, par qui se repare le Corps de l'Homme; afin qu'il n'y ait rien qui ne soit bon, ny rien de perdu, s'il est possible.

14. Estudiez les Remedes qui peuuĕt purger les Humeurs impures, & vieilles, pour en remettre de nouuelles à la place; ou mesme ceux qui ont la vertu d'amollir & d'humecter ce qui est desjà

dur & aride.

Or pource que vous pourrez difficilement connêtre les diuers chemins qui menent à la Mort, si vous ne sçauez premierement où en est le Siege & le Domicile, que l'on peut plus proprement nommer son Antre; Soyez soigneux de vous en enquerir; non pas neantmoins de toute sorte de morts; mais seulement de celles qui ne sont pas violentes, & qui arriuent par *Priuation*, & par *Indigence*, ou si vous voulez par *Atrophie*, comme l'appellent les Grecs.

Enquerez-vous donc de ce dernier genre de Mort, & de ses Approches, qui se font naturellement, & sans violence.

Pour conclusion, estant neces-

saire de n'ignorer pas les Incidens
& les Characteres qui touchent
le dernier âge (ce qu'on ne peut
mieux sçauoir, qu'en examinant
toutes les differences du tempe-
ramét, & des fonctions du Corps
des Ieunes & des Vieillars) Re-
cherchez-les auec soin, afin d'ap-
prendre par là, d'où procedent à
peu pres tant d'effets diuers qui
en sont produits.

16.　　N'oubliez point non plus d'es-
sayer à descouurir en quoy principalement different les Ieunes
d'auec les Vieux, en matiere des
facultez & de l'habitude de leur
Corps; où s'il se rencontre quelque chose en la Vieillesse, qui ait
esté permanent iusques alors, &
sans aucune diminution, faites
en vne serieuse Remarque, com-

me d'vn euenement extraordinaire.

DES CHOSES DE
LONGVE DVREE.

HISTOIRE.

LA composition des Métaux *Sur*
est si ferme, que les hommes *l'Arti-*
ne s'aperçoiuent pas qu'ils pren- *cle pre-*
nent fin, à cause que la vie de *mier.*
ceux-cy est trop courte, pour des- 1.
couurir la destruction de ceux-là.
Que si quelquefois ils sont dé-
truits, c'est par la roüille qui s'engendre au dehors, plustost que
par aucune dissipation de leur
Humidité propre. Mais pour ce
qui est de l'Or, il a ce priuilege

particulier de n'estre ruiné, ny par l'vne ny par l'autre de ces deux manieres.

2.   Bien que *l'Argent vif*, humide & coulant de sa Nature, soit par le Feu rendu volatil, il se voit pourtant par espreuue qu'il ne se roüille iamais, & que le Temps ne le consume point.

3.   Les *Pierres*, principalement les plus dures, & autres choses semblables, que l'on tire des minieres, durent fort long-temps, mesme quand on les expose au grand air, & encore plus, si on les laisse dans la terre; Ce qui n'empesche pas toutesfois, qu'il ne s'amasse autour des Pierres vne maniere de *Nitre*, qui leur tient lieu de roüille. Quant à la durée des *Metaux*, des *Cristaux* de roche, & des *Pierres*

precieuses , lon ne peut douter
qu'elle ne soit tres-longue, bien
que neantmoins l'esclat s'en ter-
nisse insensiblement auecque le
Temps.

L'on a pris garde souuent, que
les Pierres tournées vers la Bize,
durent moins que celles qui sont
exposées au Vent de Midy, comme il se remarque aux Pyrami-
des, aux Temples, & aux autres
Edifices. Le Fer au conttaire, se
roüille plutost du costé du Midy,
& plus tard au Septétrion; ce qu'il
est aysé de voir aux Balustres de
ce mesme Metal, & aux Grilles
qui sont mises deuant les fene-
stres. Dequoy toutesfois il ne faut
pas s'estonner, estant certain que
la Roüille vient de Putrefaction,
dont l'Humidité auance la ruïne

du Fer, ainſi que la Sechereſſe,
ſimplement conſiderée , haſte
celle de toute ſorte de Corps.

5.   En tous Vegetaux (nous parlons de ceux qui ſont arrachez,
& qui ne vegetent plus) principalement aux Arbres, tant plus il y
a de dureté, tant plus auſſi la durée en eſt longue, ſoit en leurs
troncs, ſoit en leur bois, dans les
choſes où ils ſeruent de Mate-
riaux. Et dautant que les parties
en ſont diuerſes, les qualitez le
ſont de meſme. Car il y a des Arbres ſpongieux, comme le Su-
reau, qui pour eſtre aſſez durs au
dehors, ne laiſſent pas d'auoir au
dedans leur *Poulpe* fort molle, au
contraire des Arbres ſolides, comme le Cheſne, dont le dedans,
qu'on appelle le cœur de l'Arbre,

est ce qu'il y a de plus dur en luy,
& de plus longue durée.

Les fueilles des Plantes, leurs 6.
Fleurs, & leur Tyge, sont de courte durée ; & se reduisent en poudre, s'ils ne se pourrissent : mais
quant à leurs racines, elles durent
dauantage.

Les os des Animaux se conser- 7.
uent vn assez long-temps, cóme
il paroist aux Charniers des Ci-
metieres. L'on peut dire le mesme
des Cornes, & des Dents ; sur tout
de celles de l'Elephant, & du Cheual Marin.

Il se void par les couuertures 8.
des vieux liures, que les Peaux &
le Cuir durent grandement, comme encore le Papier, qui neantmoins cede au Parchemin, & se
consume plustost.

9. Les choses qui ont souffert le Feu, comme le Verre, & la Brique, resistent au Temps. Les Fruits aussi qu'on y a dessechez, passent les crûds en durée; & cela procede, non seulement de ce que telle coction empesche la pourriture; mais encore de ce que l'Humeur Aqueuse s'estant exhalée, l'Oleagineuse en est mieux soustenuë.

10. L'Eau est celle de toutes les Liqueurs que l'Air consume plutost: L'Huyle au contraire ne s'exhale pas si promptement. Ce qu'il est aysé de remarquer, & dás les Liqueurs, & dans les Corps Mixtes. Car le Papier mouillé d'Eau, & par consequent plus Diaphane, deuient blanc vn peu apres, & quitte sa transparance,

l'Eau

l'Eau s'estant exhalée : le Papier
au contraire, trempé dans l'Huyle est tousiours transparant, à cause que l'Huyle ne s'exhale point.
C'est pourquoy ceux qui contre-
font les Seings, y mettent par dessus du papier huylé, par le moyen
duquel d'vn vray Original, ils en
tirent vne fausse Copie.

Toutes sortes de Gommes sont
de longue durée, & pareillement
le Miel & la Cire.   11.

Mais l'égalité, ou l'inégalité des   12.
choses, qui par accident aduien-
nent au Corps, ne contribuent
pas moins qu'elles-mesmes, soit
à leur conseruation, soit à leur
destruction. Car les Bois, les Pierres, & les autres choses qui demeurent tousiours ou dans l'Eau,
ou en l'Air, ne se destruisent pas

B

si promptement, si tantoſt on les
y met, & tantoſt on les en retire,
comme elles font quand on les y
laiſſe; Où il eſt à remarquer encore, que les Pierres des Baſtimens,
poſées en meſme ſituation, & au
meſme coſté du Ciel, où elles e-
ſtoient dans les Carrieres, en durent dauantage, & ſemblable-
ment les ieunes Arbres, que l'on
tire d'vn terroir, pour les tranſ-
planter en l'autre.

REMARQVES

GENERALES.

I. IL eſt hors de doute qu'en
tout Corps palpable il y a
ie ne ſçay quel Eſprit, qui eſt

comme enuelopé de Parties,
qui font palpables auſſi ; &
que de cét Eſprit-là vient le
principe de toute Diſſolution,
ou Conſomption ; ſi bien que
la Detention de ce meſme Eſprit, eſt ce qui en conſerue le
Corps.

L'Eſprit eſt retenu en deux
façons, ou par vne maniere
d'empriſonnement contraint ;
ou par vne Detention vo-
lontaire ; qui ſe fait, ou
quand l'Eſprit n'eſt ny trop
àcre, ny trop mobile, ou quãd
l'Air qui l'enuironne le preſſe
moins de ſortir, & de s'exhaler viſte. D'où il s'enſuit qu'il
y a deux choſes de lõgue durée,

qui *sont le* Dur & *l'Oleagi-neux, dont l'un resserre l'Es-prit; l'autre l'adoucit, & fait que l'Air a moins de pouuoir sur luy. Car l'Air tient de la substance de l'Eau; & la Flamme de celle de l'Huyle. Voilà pour ce qui est de la longue & courte durée des choses inanimées.*

HISTOIRE.

13. LES Herbes qu'on met au rang des plus froides, meurent tous les ans, soit en leur Racine, soit en leur Tige; comme la Laictuë, le Pourpier, le Froment, & toute sorte de Bled.

Il y en a pourtant quelques-vnes qui durent trois ou quatre ans, comme la Violette, le Frezier, la Pimpenelle, l'Ozeille, la Bourrache, la Bugloſe, * qui ſont de diuerſe durée, bien qu'elles ſe reſſemblent: Car la Bourrache n'a qu'vn an de vie, & la Bugloſſe en a deux.

*Adjouſtés y celle qui par les Herboriſtes eſt appellée Primula veris.

Mais la pluſpart des Herbes 14. chaudes, viuent pluſieurs années; comme L'hyſope, le Thym, la Sarriette, la Meliſſe, l'Abſynte, la * Chamedrys *, la Sauge, la Ruë, &c. Le Fenoüil, meurt par ſa Tige, & renaiſt par ſa Racine. Quant aux Herbes vulgairement appellées, Ocymum, & Majorana ſuauis, elles ſe portent mieux l'Eſté que l'Hyuer: car eſtant plantées en vn lieu couuert & tiede,

*Autre-mēt. germandrée.

elles ſuruiuent à la Froidure. On tient auſſi que l'Hyſope, qui ſert d'ornement aux Iardins, eſtant tondu deux fois l'année, dure iuſques à quarante ans.

15.

Pour les Arbriſſeaux, ils viuent plus ou moins; les vns 60. ans, les autres au double: la Vigne de meſme peut aller iuſques à la ſoixantieſme année, & porter du fruict en ſa vieilleſſe. Le Romarin l'eſgale en aage, ſi on le plante en lieu fauorable, & qui luy ſoit propre; mais le Lierre vit plus de cent ans*. Quant au Buiſſon, il eſt mal-aizé de pouuoir iuger combien il vit, dautant qu'à force de ſe baiſſer contre la terre, il prend de nouuelles racines, de ſorte qu'on ne peut diſcerner les vieilles d'auec les nouuelles.

* L'on tient le meſme de l'Achantus, ou de l'Hircine, autrement dite Braca Veſina.

De tous les grands Arbres ceux   16.
qui viuent le plus long-temps,
sont les suiuans; le Chesne, l'Yeuse,
le Fresne, l'Ormeau, le Hestre, le
Chastenier, le Plane, le Figuier
sauuage, l'Alisier, l'Oliuier des
deux especes, * le Palmier, & le   * L'ordi-
Meurier; dont les vns viuent ius-   naire,
ques à huict cens ans, & les autres   & le sau-
deux cens, qui est leur moindre   uage.
durée.

Mais les Arbres odorans, &   17.
resineux sont plus durables en leur
matiere, que ceux dont nous venons de parler, quoy qu'ils ne viuent pas si long-temps. Tels sont
par exemple le Cyprés, le Sapin,
le Pin, le Buys, le Geneure; mais le
Cedre les surpasse tous en durée,
aussi bien qu'en grandeur.

Le Fresne, qui est si prompt à   18.

croiſtre, & qui groſſit inſenſiblement,vit vn peu plus de cent ans;
comme auſſi l'Erable & le Cor-
mier;Mais le Peuplier, le Tilleul,
le Saulx,le Sycomore,&leNoyer,
ne viuent pas ſi long-temps.

19.   Le Pommier , le Poirier,le Pru-
nier , le Pécher, le Cytronier, le
Neſlier, le Corniller, & le Ceri-
ſier, peuuent viure cinquáte ans,
ou ſoixante, principalement ſi
on a ſoing d'en oſter la mouſſe,
qui s'y attache ordinairement.

20.   La grandeur du corps aux Arbres, ſi on le prend en general, a
quelque choſe de commun auec
leur longue durée, & pareillemēt
la dureté de leur matiere. A quoy
l'on peut adiouſter,que les Arbres
qui portent des glands & des
noix, ſont de plus longue vie que

les Fruictiers ; Que ceux qui ſe
couurent & ſe deſpoüillent plus
tard de leurs fueilles, viuent plus
long-temps que ces autres qui
fleuriſſent des premiers; Qu'auec
cela les Sauuages durent dauantage que les Cultiuez ; & ceux qui
portent des fruicts aigres & a-
mers, plus que ceux qui en produiſent de doux & d'agreables
au gouſt.

OBSERVATION
GENERALE.

ARiſtote remarque tres-
bien la difference qu'il y
a entre les Plantes & les Animaux, touchant leur Nourriture, & leur Reſtabliſſement;

lors qu'il dit, que le Corps des
Animaux demeure comme
resserré dans ses bornes, &
qu'estant arriué à sa iuste consistance, il est cõseruè & main-
tenu par la Nourriture, sans
croistre dauantage que par les
Cheueux, & par les Ongles,
qui passent pour Excremens:
d'où il s'ensuit de neceßité, que
ce qu'il y a de Suc & d'Humide en l'Animal, en est plutost consumé. Mais il n'en est
pas de mesme des Arbres; &
comme ils poussent de temps
en temps de nouueaux rejet-
tons, de nouuelles Branches,
& de nouueaux Fruicts, il
est hors de doute que leurs par-

ties se restablissent par là.
Or d'autant que ce qui vient
de naistre, & qui est en sa premiere seve, attire plus puissamment à soy la Nourriture, que ce qui commence à seicher ; cela fait que le Tronc
mesme, par où cét Aliment
passe aux Branches, prend de
là une nouuelle force, & côme
une nouuelle vie. Ce qui paroist clairement aux Arbres
qu'on a soin d'émonder, ou, si
vous voulez, aux Bois tail-
lis. Car la descharge de leurs
branches, & de leurs superfluitez, fortifie leur Tyge, ou
leur Tronc, & le fait viure
plus long temps ; ce que l'Ex-

perience nous apprend tous les
iours , quoy qu'Aristote ne
l'ayt point remarqué, ny mesme expliqué assez clairement
ce que nous venons de dire.

DV

DESSEICHEMENT;

*De ce qui l'empesche; & des
moyens d'attendrir ce qui
est desseiché.*

HISTOIRE.

Sur l'Ar-
ticle 2.

ILy a des choses que la grande
Chaleur desseiche, & d'autres
qu'elle fond.

1.   *Le Feu durcit la Bouë, & fait*
[fondre la Cire.

Il desseiche la Terre, les Pierres, le

Bois, le Drap, les Peaux, & en vn
mot tout ce qui ne coule point.
Il fond les Metaux, la Cire, la
Gomme, le Beurre, le Suif, &
ainsi du reste.

L'on remarque neantmoins que 2.
le Feu, s'il est trop violent, desseiche à la fin ce qu'il a fondu. Car
les Metaux ayant euaporé par vn
trop grand Feu ce qu'ils ont de
volatil, perdent beaucoup de leur
prix & de leur poids, à la reserue
de l'Or. Côme encor par vn excés
de chaleur les choses oleagineuses & grasses se rôtissent, & deuiennent arides.

Il est euident que le grand Air 3.
desseiche les lieux qui s'y trouuét
exposez; comme par exemple la
surface de la Terre & les Chemins
que la Pluye a moüillez. Le Linge

blanchy se seiche à l'Air, au lieu que les Herbes, les Fleurs, & les Fueilles perdent à l'ombre ce qu'elles ont d'Humidité. Mais l'Air produit beaucoup mieux cét effet, s'il est agité des Vents, ou eschauffé des rayons du Soleil, pourueu toutesfois qu'il n'apporte aucune putrefaction.

4. Il n'y a rien qui desseiche cóme l'Aage, bien que ce soit lentement, ainsi qu'il se remarque en tous les Corps que la Vieillesse rend arides, pourueu qu'il ne s'y engendre point de pourriture. L'Aage neantmoins n'est rien de luy-mesme, estant seulement la mesure du Temps. Mais l'Esprit agissant dans le Corps, dont il succe l'humeur, & s'exhale quant & luy, produit cét effet, auecquo

L'Air d'alentour, qui tient assiegé
ce qu'il y a de Suc & d'Esprits
dans les Corps, où il fait insen=
siblement d'estranges rauages.

Vne des plus grandes proprietez du Froid est de seicher : car le
Desseichement ne se fait que par
Contraction, qui est le vray effet
de la Froidure. Or dautant qu'à
comparaison du grand Feu dont
nous pouuons vser, il faut tenir
pour extrememét foible le Froid
que nous auons à combattre, qui
est celuy de l'Hyuer, de la Glace,
& de la Neige, De là vient que ce
que le Froid desseiche, est debile
aussi, & facile à se dissoudre. Que
s'il arriue, comme il se void par
espreuue, que la face de la Terre
se desseiche par la Glace, & encore plus par les Vents de Mars, que

par la chaleur du Soleil; c'est pour
ce que le mesme Vent, qui leche
l'humeur, par maniere de dire, excite le Froid , & le rend plus violent.

6. La Fumeé du Foyer desseche
pareillement , comme il se void
aux pieces de lard, & aux langues
de Bœuf qu'on pend à la chemi-
née. A quoy se rapporte, que les
parfums, d'Olyban, d'Aloës , &
d'autres choses semblables, desseichent le cerueau, & guerissent
les defluxions.

7. Le Sel produit le mesme effet;
mais plus lentement, & desseche
non seulement le dehors, mais
aussi le dedans des parties; ce qui
se void aux poissons, & aux chairs
salées, dont le dedans est manifestement endurcy par vne longue salure.   Les

Les Gommes chaudes appli- 8.
quées au Cuir, le deſſeichent, & le
rident; Ce que font auſſi certaines Eaux reſtringentes.

L'Eſprit du Vin fort deſſeiche 9.
autant que le Feu, iuſques-là
meſme qu'il cuit le blanc d'vn
œuf, ſi on l'y iette, & roſtit le pain
qu'on y trempe.

Les Poudres deſſeichent ainſi 10.
que de l'Eſponge, à cauſe qu'elles
attirent l'Humidité, comme il ſe
voit en la Poudre qu'on iette ſur
l'Eſcriture toute fraiſche. Il en arriue de meſme en tous les Corps,
qui n'ont rien de raboteux ny de
rude, pource que leur poliſſeure
empeſche que la Vapeur de l'Humide ne puiſſe entrer par les pores deſſeichez; & ainſi elle deſſeiche par Accident, à cauſe qu'elle

C

les expose à l'Air ; ce qu'il est aysé de remarquer aux Perles, aux Lames d'Espées, & aux glaces des Miroirs, où si l'on soufle dessus, on les void d'abord se couurir d'vne sombre Vapeur, qui s'esuanoüit vn peu apres, ainsi qu'vne petite nuée, & voilà pour ce qui est du *Desseichement*.

11. En quelques Contrées Orientales de l'Allemagne, on fait aujourd'huy les Greniers dans les Caues, où l'on conserue le Bled, & les autres Grains sur de la paille, qui succe l'Humidité de ces lieux sousterrains, & tient les grains tousiours secs ; D'où vient que ceux du Pays les conseruent iusques à vingt-cinq ou trente ans, & qu'ainsi non seulement ils les exemptent de pourriture (ce

qui regarde la Recherche que
nous pretendons faire maintenant,) mais qu'ils les entretiennent encore dans vne si grande
pureté, que le pain qu'ils en font
est excellent. Ce que l'on tient a-
uoir autresfois esté practiqué en
Capadoce, en Thrace, & en
quelques Prouinces d'Espagne.

Les meilleurs de tous les Gre- 12.
niers, sont ceux que l'on fait au
plus haut des Maisons, du costé
de l'Orient, & du Septentrion.
Quelques-vns y font deux Plan-
chers, l'vn au dessous, & l'autre
au dessus : Et celuy-cy est percé,
afin que le Grain descende sans
cesse par vn trou, ainsi que le Sa-
ble d'vne des Phioles d'vn Hor-
loge de verre ; Puis on remet le
Grain auecque des Péles dans le

Plancher le plus haut, afin qu'il
se conserue mieux par ce mouuement continuel. Où il est à remarquer, que cét Artifice empesche non seulement que le Bled ne
se pourrisse, mais aussi qu'il ne se
desseiche si promptement. Ce
que i'estime aduenir par la mesme cause que nous auons cy-
dessus alleguée, qui est que l'Euaporation de l'Humeur aqueuse
aduancée par l'agitation du Vent
& du Mouuement, conserue en
son entier ce qu'il y a d'Oleagi-
neux, qui sans cela se fust exhalé
auec l'Humeur aqueuse. Les Ca-
davres se conseruent aussi plus
long temps en certaines Montagnes, à raison de la pureté de
l'Air.

13.   Les Fruicts, comme les Gre-

nades, les Cytrons, les Pommes,
les Poyres; & pareillement les
Fleurs, comme les Lys, & les Roses, se conseruent longuement
dans des vaisseaux de terre bien
clos. Et quoy que l'Air qui les e-
uironne, ne leur puisse beaucoup
nuire par ses inesgalitez espan-
duës à l'entour, telles à peu pres
que celles qui sont causées par la
Chaleur, & par la Froidure; Il est
certain neantmoins que tels vaisseaux se porteront beaucoup
mieux, si on les enseuelit dans la
Terre, ou sous l'Eau, pourueu
qu'elle soit à l'ombre comme
celle des Puits & des Cysternes;
Mais il faudra que les Vases que
l'on mettra dans l'Eau, soient de
Verre.

C'est vne Maxime generale, 14

que toutes les choses qu'on en-
feuelit au fonds des Eaux, ou fous
la terre, fe conferuent beaucoup
plus long-temps, que fi elles
eftoient au deffus.

15.   On a pris garde que les Pommes, les Chaftaignes, les Noix, &
autres femblables Fruicts tombez
fortuitement dans des referuoirs
de Glace, y ont efté trouuez quelque temps apres auffi fains, & auffi
beaux, que fi on les euft tout fraif-
chement cueillis.

16.   Les Vignerons entretiennent
les Raifins en leur fraicheur, & en
leur verdure, dans de la Farine;
mais ils en font moins agreables au gouft: C'eft dans la Farine
auffi que fe côferuent de mefme
les Fruicts les plus durs, comme
encore parmy des monceaux de

Bled, & dans des coupeaux, ou
des raclures de Bois.

On tient que les Corps se main-17.
tiennent en leur entier dans les liqueurs de leur espece, comme les
Raisins dans le Vin, les Oliues
dans l'Huyle. &c.

Les Grenades & les Coins tré-18.
pez vn peu dans de l'eau salée, ou
dans celle de la mer, puis sechez
au grand Air, pourueu toutesfois
que ce soit à l'ombre, se gardent
long-temps encore.

Les choses penduës sur le Vin, 19.
sur l'Huyle, ou sur de la lie, mais
beaucoup plus sur le Miel, sur l'E-
sprit du Vin, & principalement
selon quelques-vns sur le Mer-
cure, ou l'Argent vif, en sont de
plus longue durée.

Les Fruicts enuelopez de Cire, 20

de Poix, de Paſte, & d'autres ſemblables choſes qui ſe durciſſent,
& dont il ſe fait vne maniere de
crouſte par deſſus, s'exemptent
long-temps de corruption.

21. Il eſt certain que les Mouches,
les Araignées, & les Fourmis, venant à tomber fortuitement dans
la Gomme des Arbres, où ils demeurent comme enchaſſez, ne ſe
pourriſſent nullement, quoy que
ce ſoient des Corps mols & tendres.

22. Les Raiſins, & les autres Fruicts,
ſe conſeruent mieux quand on
les pend au Plancher. Il y a deux
cauſes de cela ; L'vne procede de
ce qu'ils ne ſont ny eſcachez, ny
froiſſez, côme quand on les met
ſur des choſes dures: Et l'autre, de
ce que l'Air les enuironne eſgale-

ment de toutes parts.

On a remarqué qu'aux Corps 22.
Vegetaux la *Putrefaction* & le
Desseichement, ne commencent
pas en mesme temps, ny de mesme costé; mais de celuy principalement, d'où ils prenoient leur
Nourriture d'ordinaire durant
leur Vie. C'est pourquoy quelques-vns sont d'aduis de boucher
la queuë des Fruicts auec de la Cire, ou de la Poix.

La Mesche des Lampes, ou des 23.
Chandelles, quand elle est grosse,
consume plutost le Suif, ou l'Huyle, que lors qu'elle est desliée;
comme celle de Cotton aussi fait
plus de degast, que ne font les
Mesches de Ionc, d'Osier, & de
Chaume. Adjoustez à cecy que
les Bastons des Torches faits de

Sapin, ou de Genevre, bruſlent beaucoup plus viſte, que ceux de Freſne; Et que la Flamme agitée du Vent eſt plus agiſſante, que celle qui eſt rranquille; Et moins dans vne Lanterne qu'à deſcouuert. Quelques-vns tiennent encore, que les Lampes allumées dãs les Tombeaux, & autres lieux ſouſterrains y durent bien plus qu'ailleurs.

24.   La Nature de l'aliment, & la façon dont il eſt preparé, ne ſeruent pas moins à la longue durée des Luminaires, que la Nature de la Flame. Car la Cire dure plus que le Suif: le Suif vn peu humide plus que celuy qui eſt trop ſec; & la Cire ferme, plus que celle qui eſt molle.

25.   Les Arbres, au pied deſquels

l'on remuë tous les ans la Terre,
viuent beaucoup moins que si on
ne la remüoit que de cinq en
cinq, ou de dix en dix ans. Ceux
qu'on emonde souuent, durent
dauantage: et ces autres qu'on
prend le soin de fumer, & d'arrouser à diuerses fois reiterées,
portent bien plus de fruict, mais
ils en viuent moins: & voylà ce
me semble, tout ce qui peut retarder, ou empescher le *Desseichement*, ou la *Consomption*.

Pour le Ramollissement de ce 26.
qui est deuenu Sec, il s'en voit fort
peu d'experiéces. C'est pourquoy
nous en joindrós ensemble quelques-vnes, qui se font en l'Homme & aux Animaux.

Les Houssines d'Osier, dont 27.
on se sert d'ordinaire à lier les

Treilles & les Cerceaux, deuiennent plus souples & plus flexi-
bles, si on les trempe, soit par les
bouts, soit toutes entieres, dans
des Muids pleins d'eau ; où se resserrent encore, & se consolident
les Boules que la seicheresse a fen-
duës, & entr'ouuertes.

28.　　Les Bottes, quoy que fort dures,
estant frottées aupres du Feu auec
du Suif, ou de la Cire, se r'amol-
lissent peu à peu, comme font
aussi les Vessies, & les Parchemins
rtop secs, si on les humecte d'eau
chaude, où l'on ait meslé du Suif,
ou quelque autre graisse.

29.　　Les vieux Arbres, qui n'ont porté du Fruict de long-temps, &
qu'on tient pour morts, poussent
de nouueaux reiettons, & de nouuelles branches, quand on ouure

& remuë la terre autour de leurs
Racines, tellement qu'ils semblét
rajeunir & reviure.

Les vieux Bœufs, qui ont tousiours labouré la Terre, si on les   30
met dás de bons pasturages, sans
les faire trauailler, deuiennent si
tendres & si gras, que la Chair
n'en est pas moins sauoureuse.

Vne austere Diette, par le moyen   31.
du Gaïac, du Biscuit, & d'autres
choses semblables, comme ont
accoustumé de la faire les Martyrs
de Venus, ou ceux qui sont affli-
gez de vieux Catherres, extenuë
grandemẽt les Corps; & neantmoins elle les restablit assez souuent; si bien qu'ils semblent se rajeunir, & prendre de cette Con-
somptiondes mauuaises humeurs
vne nouuelle vigueur, & de plus

grandes forces. Nous voyons mefme par experience, que ceux qui
font bien gueris de ces maladies
qui amaigriffent , en viuent plus
longuement.

REMARQVES
GENERALES.

I. **L**ES Hommes voyent
côme des Hibous dans
les efpaiffes tenebres de
leurs Notions. Mais en matiere d'Experience, on les peut
nommer tout à fait Aueugles
en plein iour. Ils parlent des
Qualitez Elementaires; de la
Secherefe, de ce qui chaffe l'Hu-

midité des Corps', & de leurs
Periodes naturelles, par lesquelles ils font corrõpus ou con-
fumez ; Cependant ils ne font
aucune Obferuation qui vaille, touchant les Commence-
ments, les Milieux, & les
Extremitez, foit de la Deffic-
cation, foit de la Confomption.

L'vne & l'autre fe font en
leur Progrés par trois Actions,
qui tirent leur origine de l'Efprit naturel des Corps, comme
nous auons defia dit.

La premiere Action eft l'Attenuation de l'Humide contre
l'Efprit; La feconde, la Sortie,
& l'Euaporation de l'Efprit;
La troifiefme, la Contraction

des plus groſſieres parties du Corps, incontinent apres que l'Eſprit s'eſt exhalé; & cette derniere eſt la Deſſiccation, & l'endurciſſemēt dont nous traiⓒtons icy; pource que les deux premieres ne font ſeulement que Conſumer.

4.   Pour le regard de l'Attenuation, la choſe eſt de ſoy fort claire. Car l'Eſprit qui s'enferme en vn Corps palpable, de quelque nature qu'il ſoit, ne s'oublie iamais; & tout ce qu'il trouue dedans y eſtant comme aſſiegé, pourueu qu'il le puiſſe digerer, & le changer en ſa Subſtance, il l'altere entierement, & le dompte de telle

ſorte

forte, qu'il fe multiplie par là,
& engendre vn nouuel Efprit.
Pour preuue de quoy, cette feule Experience doit fuffire, Que
les chofes qui fe feichent beaucoup, en deuiennent plus legeres, plus creufes, plus poreufes,
& plus refonantes par le dedans. Or il eft tres-certain que
l'Efprit qui eftoit en exiftance
deuant la Chofe, ne fait rien à
fa Pefanteur, mais pluftoft à la
rendre plus legere. Il faut donc
neceffairement que ce mefme
Efprit ait changé en foy l'Humide, & le Suc du Corps, qui
pefoient auparauant; d'où
vient que le pouls en eft moindre; Et voila pour ce qui eft de

la premiere Action, à sçauoir
de l'Attenuation de l'Humeur,
& de son changement en la
Substance de l'Esprit.

5.   La seconde Action, qui est
la Sortie, ou l'Euaporation de
l'Esprit, est aussi tres manifeste.
Car s'il aduient qu'elle se fasse
tout à la fois, elle est asseure-
mēt sensible;dans les Vapeurs,
à la Veuë & dans les Senteurs,
à l'Odorat. Mais si elle agit
peu à peu,comme l'Aage en ses
degrez,elle se fait insensiblement, & c'est neantmoins la
mesme chose;Dauantage quăd
la Masse du Corps est si serrée,
ou si dure,que l'Esprit ne trouue
point de pores,ny de passages,

par où il puisse sortir, par ce
violent effort qu'il fait à rompre sa prison, il chasse dehors
auecque luy les plus espaisses
parties du Corps où il est, comme il aduient en la rouille des
Metaux, ou en la vermolis-
sure des Choses grasses; & c'est
icy la seconde Action, à bon
droit appellée la Sortie & l'E-
uaporation de l'Esprit.

La troisiesme Action est vn
peu plus obscure, mais aussi
certaine que les deux autres.
C'est le Resserrement des Parties les plus espaisses, apres l'E-
uaporation de l'Esprit; en suitte de laquelle il se voit manifestement que les Corps se res-

serrent, s'estreßißent, & occupët
moins de place, ainsi qu'il se dé-
monstre par les Cerneaux des
Noix, qui ne remplißent plus
leur Coquille, quand ils sont
secs; par les Poutres, & les Pi-
eux de bois, qui sont au commencement vnis, & contigus;
puis deioints par la Seichereße
qui les fait tendres; comme encore par les Boules à ioüer, &
par les autres choses semblables, dont les parties ne se poü-
uant retirer, sans laißer entre-
elles vn espace, il faut neceßai-
rement qu'elles se fendent. Cela
se preuue d'ailleurs par les rides qui se font aux Corps, quãd
ils sont deuenus secs. Car leur

violence à se resserrer est si forte, qu'elle retire & sousleue
tout d'vn temps les parties du
Corps, dont celles qui se resserrent aux extremitez, se re-
haussent au milieu, comme il
se void au Papier, au vieux
Parchemin, au Cuir des Animaux, au dehors du fourmage
mol; & c'est la longueur du
Temps qui produit toutes ces
rides. Elles procedent encore de
la Chaleur, qui fait non seulement rider, mais aussi plisser &
s'entortiller, les choses qu'on
approche du feu, comme il arriue au Papier, au Parchemin,
aux Fueilles, & ainsi du reste.
Où il est à remarquer, que ce

Restreſſiſſement *cauſé par le Temps, ſe faiſant plus lente-ment, ne produit que des Rides; au lieu que celuy qui vient du feu, comme plus viſte qu'il eſt, engendre des plis. Mais en pluſieurs choſes, où ne ſe forment ny Plis ny Rides, il ne ſe fait qu'un ſimple Reſtraiſſiſſe-ment des Corps, qu'on voit par meſme moyen ſe Reſſerrer, s'endurcir, & ſe Deſſeicher, comme nous auons dit au com-mencement. Que ſi l'Euapo-ration de l'Eſprit, & la Con-ſommation de l'Humide, ſe trouuent auoir tant de force, qu'il ne leur reſte point aſſez de Corps, pour s'vnir & ſe*

lier ensemble, alors il faut de
neceßité que cette liaison ne se
pouuant faire, le Corps se
pourriße & qu'il se change en
vne maße de Poudre impal-
pable, qui se dißipe au plus leger attouchement, & au moindre souffle; ce qui arriue encore en tous les Corps vsez, &
attenuez au dernier point, cõme aux Papiers, ou aux linges
bruslez, & pareillement aux
Corps embaumez depuis plusieurs siecles. C'est tout ce que
l'on peut dire de la troisiesme
Action, touchant le Retrai-
ßißement des parties les plus
eßaißes, apres l'Euaporation
de l'Esprit.

7. *Il faut remarquer en suitte,
que le Feu & la Chaleur ne
Desseichent que par Accident.
Car leur propre ouurage est
d'Attenuer, & d'estendre l'E-
sprit & l'Humide. Mais c'est
par Accident aussi qu'il arrine,
que les autres parties se retirent, soit à cause de la seule
fuite du Vuide, soit à raison
de quelque autre mouuement,
dont il n'est pas maintenant
question.*

8. *Il est certain aussi que l'Esprit
espandu dans un Corps, en cause la Pourriture, & l'Aridité;
d'vne façon toute contraire:
Car en la Putrefaction, l'Esprit
ne s'exhale point simplement,*

mais il fait d'estranges efforts
du costé dont il est retenu ; les
parties les plus espaisses ne se
retirant pas si localemẽt, qu'elles s'unissent & se lient, pour
composer vn corps de choses
semblables.

LA LONGVE ET LA COVRTE
VIE AVX ANIMAVX.

Toute la Recherche que
l'on peut faire de la longue & courte Vie des
Animaux, est fort peu de chose ; outre qu'on ne se met pas
beaucoup en peine de le remarquer, & que d'ailleurs la Tradition que nous en auons est

Sur l'Art. 3. Liaison.

fabuleuſe. Le trop grand tra-
uail abrege la Vie des Beſtes,
appriuoiſées, ou Domeſtiques,
& l'iniure de l'Air celle des
Sauuages. A quoy l'on peut
joindre, que pour mieux ſça-
uoir ce qui en eſt, il faut s'en-
querir de la grandeur de leur
Corps, du terme de leur Por-
tée, du nŏbre de leurs Petits, &
du temps de leur accroiſſemĕt.
La raiſon eſt, dautant que ces
choſes ſont comme annexées
l'vne dans l'autre, & que tan-
toſt elles ſe rencontrent toutes
enſemble, tantoſt elles ſont ſe-
parées.

1. L'Aage de l'Homme ſurpaſſe celuy de tous les autres Animaux,

à la reſerue de quelques-vns, autāt
qu'on le peut ſçauoir. A cecy ſert
grandément de conſiderer ſa ſta-
ture, ou ſa Taille, Qu'il eſt neuf
mois dans le ventre, qu'il en ſort
preſque, touſiours ſeul; Que ſon
Aage de Puberté eſt à quatorze
ans; & de ſon Accroiſſement iuſques à vingt.

LES QVADRVPEDES.

L'Elephant paſſe le cours ordinaire de la vie de l'Homme: ſa
portée de dix ans eſt fabuleuſe,
mais celle de deux, tres-veritable.
Il croiſt iuſques à la trentieſme
Année, & a les dents extrememét
fortes. C'eſt à ce que l'on tient,
celuy de tous les Animaux, qui a
le ſang le plus froid, & la Vie ſi

longue, qu'il s'en est trouué qui
ont vescu iusques a deux cens ans.

3.   Quelques-vns ont voulu inferer
que lesLions viuoient longuemét,
de ce qu'il s'en est veu plusieurs,
qui n'auoient aucunes dents. Mais
cette Coniecture est foible, dautant que cela peut proceder de la
puanteur de leur haleine.

4.   L'Ours est vn Animal paresseux,
endormy, pesant, & d'assez courte durée. Le signe de la briefueté
de sa vie, est celuy de sa Portée
dans le Ventre: car elle n'est que
de quarante Iours.

5.   Bien que le Renard, Animal car-
nassier, & dont le Repaire est
dans les Cauernes, semble viure
assez long-uemps, cela n'est pas
neantmoins; & il est de l'espece
des Chiens, qui sont ordinaire-

ment de courte vie.

Le Chameau, qu'on met au nombre des animaux maigres & nerueux, vit cinquante ans, & quelquesfois cent. 6.

Le Cheual est d'vne vie me-diocre, d'enuiron vingt ans, car c'est merueille s'il va pour le plus iusques à quarante ; Et l'Homme est possible cause qu'il vit si peu ; Outre que nous n'auôs pas main-tenant ces nobles cheuaux du So-leil, que les Poëtes font paistre à leur ayse, & en pleine liberté dans les gras Pasturages. Ce bel Ani-mal croist iusques à six ans, & en-gendre mesme en sa vieillesse. La portée de la Iument est plus lon-gue que celle de la femme, & fait plus raremêt qu'elle des Iumeaux. L'aage de l'Asne est presque le 7.

mesme ; mais le Mulet vit plus que l'vn ny l'autre.

81   On croit communément que les Cerfs viuent long-temps, Et toutesfois il n'y a point de vraye Histoire qui en puisse faire foy. On dit bien que le Cerf de Torquatus fut trouué auec vn Colier à demy enfoncé dans la chair ; mais cela tient de la Fable. D'ailleurs, ce que l'on raconte de la longueur de sa Vie est d'autant moins croyable, qu'il cesse de croistre à l'aage de cinq ans, & que les Branches de son Bois, qui luy tombe vn peu apres, & se renouuelle tous les ans, sont plus estroitement iointes sur le front, & diminuent, à mesure qu'il en renaist d'autres.

D.   Le Chien ne passe point 20. ans,

& va rarement iufques à quatorze. Il eft d'vn temperament
chaud , & vit fort inégalement.
Car le plus fouuent, ou il veille,ou
il dort par trop. Sa Portée eft auffi
fort courte, à fçauoir de neuf fep-
maines.

Le Bœuf de mefme,tout fort & 10.
tout grand qu'il eft, ne va que
iufques à quinze ans, & vit plus
que fa Femelle,qui ne fait le plus
fouuent qu'vn veau, & dont la
portée eft d'enuiron fix mois.
C'eft vn animal pareffeux, char-
nu, qui s'engraiffe facilement, &
qui ne fe nourrit que d'herbes.

La Brebis arriue rarement iuf- 11.
ques à dix ans, quoy que ce foit
vn animal de taille mediocre, &
couuert à l'efpreuue du Froid. Ce
qu'il a de plus merueilleux en luy,

est qu'ayant fort peu de Bile, il est neantmoins celuy de tous les Animaux dont la Toyson est la plus crespée; ne se trouuant point de poil, qui soit naturellement si tortillé n'y si frisé que la Layne. Les Moutons ne sont capables de Generation que depuis trois aus iusques à huit, & leurs Femelles engendrent tant qu'elles viuent. Cét Animal au reste est fort maladif, & peut bien à peine acheuer le cours de la vie que la Nature luy a prescrit.

12.   Le Bouc ne vit pas dauantage que la Brebis ; & quant au reste, il ne differe pas beaucoup d'elle Or bien qu'il soit plus agile, & qu'il ait la Chair plus ferme, si est-ce qu'il n'est pas de si longue durée, à cause de sa trop grande lasciueté.

Quoy

Quoy qu'il ne se trouue point
d'Animal qui ait la Chair plus humide que le Pourçeau , il semble
neantmoins que cela ne contribuë en rien à la longueur de sa vie,
qui est de quinze à vingt ans.
Quant à celle du Sanglier, on n'en
sçait rien de certain.

L'aage du Chat est de six ans
d'ordinaire, & s'estend pour le
plus iusques à la dixiesme année.
C'est vn Animal dispos au possible, qui a dans les Esprits vn e tres-
grande viuacité; & la semence duquel est si chaude, qu'au rapport
d'Elian, elle brusle sa femelle: Ce
qui a donné lieu à ce commun dire , Que la Chate conçoit auec
douleur, & fait ses petits auec plaisir, & facilité. Cét Animal est si
glouton, qu'il deuore plutost la
E

viande qu'il ne l'a maſchée.

15. Les Lievres & les Lapins vont à peine iuſques à ſept ans, & ſont tellement feconds, qu'ils conçoiuent meſme ayant deſià le ventre plain. Leur principale difference conſiſte, en ce que les Lapins viuent ſous terre, & les Lievres en plaine campagne ; outre que la Chair du Lievre eſt beaucoup plus noire que celle des Lapins.

LES OYSEAVX.

16. LEs Animaux Volatils, à les conſiderer par la grandeur de leur Corps, ſont beaucoup moindres que les Quadrupedes. Car l'Aigle & le Cygne, ſont petits ſans doute, à l'eſgal du Bœuf, ou du Cheual ; & l'Auſtruche, à compa-

raiſon de l'Elephant.

La Nature n'a pas mal couuert les Oyſeaux, puis qu'aſſeurément la Plume eſt plus chaude, & defend du Froid, mieux que le Poil, & la Laine.

Les Oyſeaux font pluſieurs 17. Couuées, & ne pondent pas tout à la fois; Ce qui fait qu'ils peuuét en mieux nourrir leurs petits.

Ils mâchent peu, ou du tout 18. point ce qu'ils mangent: car tel qu'ils ont pris l'aliment, tel on le trouue dans leur Gozier. Ce qui n'empeſche pas neátmoins qu'ils ne caſſent fort bien les Noyaux, pour en tirer ce qui eſt dedans. L'on tient meſme qu'ils ont la coction ſi forte, & ſi chaude, qu'ils digerent facilement les choſes les plus difficiles à digerer.

E ij

20. De la façon qu'ils volent en l'Air, leurs Membres se meuuent, & se souftiennent ensemble ; ce qui eft sans doute le plus sain de tous les Exercices.

21. Quant à leur Generation, Ariftote a fort bien remarqué (quoy que d'ailleurs il me semble l'auoir affez mal attribué aux autres Animaux) que la Semence du Mafle y fert le moins, & qu'elle luy dóne plutoft de l'Actiuité que de la Matiere ; d'où vient qu'en plufieurs on ne peut pas difcerner les œufs feconds, d'auec ceux qui ne le font pas.

22. Tous les Oyseaux presque dans vn an, ou dans vn terme vn peu plus long, croiffent autant qu'ils doiuent croiftre. Il eft vray que l'on conte les années en quelques-

vns par la muë de leurs plumes, &
en quelques autres par ce qu'on
en iuge a leur bec, mais nullemét
par la grandeur de leur Corps.

On tient que l'Aigle vit fort 23
long-temps ; mais on ne dit pas
combien. La Conjecture en eſt
tirée de ce qu'en renouuellant ſon
Beq, elle ſe rajeunit ; ce qui a donné lieu à ce commun dire, *La
Vieilleſſe de l'Aigle.* Toutesfois il
ſe peut faire que ce Renouuellement ne cháge pas ſon Beq, mais
qu'au contraire, le changemét de
Beq eſt ce qui la renouuelle. Car
pour l'auoir trop crochu, à raiſon
de ſa Vieilleſſe, elle ne peut manger qu'auec peine.

Il s'en faut peu que les Vautours 24
n'aillent iuſques à cent années, &
les Milans de meſme; eſtant bien

certain qu'il y a peu d'Oyſeaux de
proye , qui ne viuent dauantage
que les autres. Quant à l'Eſper-
uier, pource qu'il degenere de ſa
nature entre les mains de l'Hónre,
qui ſe l'aſſujetit pour ſes plaiſirs;
On ne peut pas faire vn iugemét
aſſeuré, touchãt le cours de ſa vie.
Il s'en eſt veu neantmoins de Domeſtiques, âgez de trente ans ; &
de Sauuages, qui en ont veſcu
quarante.

25. Le Corbeau arriue quelquesfois à cent ans : Il eſt carnaſſier au
poſſible, ne vole pas beaucoup,
(encore ne s'eſloigne-t'il gueres
d'vn lieu) & a la Chair extremement noire. La Corneille luy reſ-
ſemble en tout, horſmis qu'elle eſt
plus petite, & de different rama-
ge. Elle vit vn peu moins, & tou-

tesfois on la met au nombre des Oyseaux qui durent le plus.

C'est chose certaine, que le Cy- 26 gne passe souuent au delà de cent années. Il est fort couuert de plumes, vit de poisson, & fait son nid sur le bord des Riuieres, & des Eaux courantes, qu'il n'abandonne iamais.

L'Oye pareillement est du nom- 27 bre des Oyseaux de longue durée, quoy qu'elle ne se nourrisse que d'herbe, & de semblable pasture. La Sauuage vit plus que la Domestique; Ce qui a donné lieu à ce Prouerbe chez les Allemans; *Il est plus vieil qu'vne Oye sauuage.*

L'on en pourroit dire autant des 28 Cigoignes si la Remarque qui en fut faite anciennement estoit veritable, à sçauoir, qu'elles n'e

ſtoient iamais venuës à Thebes,
à cauſe que cette Ville auoit eſté
priſe pluſieurs fois. Que ſi elles
auoient pris garde à cela, ou il
falloit qu'elles euſſent la memoire plus que d'vn ſiecle, ou
que les meres en euſſent appris
l'Hiſtoire à leurs petits ; ce qui
ſeroit fabuleux, & tout à fait ridi-
cule.

29   Pour le Phœnix, ſi c'eſt vne verité que ce qu'on en dit, les belles
Fables qu'on y adjouſte la rendent ſuſpecte de Menſonge; Et
ne ſert de rien de vouloir faire
paſſer pour vne grande merueille
qu'on l'ait veu voler ſouuent, ac-
compagné d'vne foule d'autres
Oyſeaux de toutes eſpeces; puis
qu'il en aduient de meſme au
Chat-huant, quand il vole, &

au Perroquet eschappé de sa Cage.

Il s'est veu tel Perroquet chez 30 nous, qui a vescu soixante ans, sans compter l'aage qu'il pouuoit auoir, quand de son Clymat il fut transporté au nostre. Cét Oyseau mange de tout, mâche la viande, change quelquefois de Bec, est vn peu farouche, & a la chair noire.

Le Paon dure vingt années, & 31 ne prend les yeux d'Argus qu'au troisiesme an de son âge: il marche lentement, & a la chair blanche.

Le Coq est grandement chaud, 32 aussi ardant au combat de Mars, qu'au ieu de Venus, & dont la vie n'est pas beaucoup longue. Il a

*C'eſt à
dire,
blãche.

l'Humeur gaye, & la Charnure
comme le Paon *.

33.	Le Coq d'Inde, ou de Turquie,
ne vit gueres plus long temps que
le Coq ordinaire. C'eſt vn Oy-
ſeau fort colere, tres-opiniaſtre au
Combat, & qui a la Chair grandement blanche.

34	L'aage des Pigeons Ramiers eſt
par fois de cinquante ans. Ils viuent preſque touſiours en l'Air, &
ne ſe perchent qu'aux lieux les
plus hauts, où ils font leur Nid
pour l'ordinaire. Quant aux Pigeons Domeſtiques, & aux Tour-
terelles, leur vie n'eſt que de huiĉt
ans pour le plus.

35.	Les Faiſans & les Perdrix peu-
uent viure iuſques à quinze ans;
Oyſeaux feconds, & qui en font
beaucoup à la fois : ils ont la chair

vn peu noire.

L'on tient qu'entre les petits 36.
Oyſeaux, le Merle eſt de ceux qui
viuent le plus. Il n'eſt pas moins
hardy que criard ; & quoy qu'il
ſoit opiniaſtre en ſon jargon, il ne
laiſſe pas pourtant de contrefaire
la voix humaine, & meſme d'ap-
prendre à parler, quand on le luy
monſtre.

La trop grande laſciueré du 37
Moineau, eſt cauſe ſans doute de
ſa courte durée. Mais le Chardon-
neret, qui n'eſt pas ſi grand que
luy, vit enuiron vingt ans.

Nous n'auons rien d'aſſeuré tou- 38.
chant l'âge des Auſtruches: celles
qu'on a nourries dâs les Maiſons,
ayant eſté ſi mal-heureuſes, qu'on
n'a pû remarquer ſi ſes années
ſont longues ; ce que neantmoins

l'on tient pour asseuré : mais l'on n'en sçait pas le nombre.

LES POISSONS.

39 POVR les Poissons, leur vie est plus incertaine que celle des Animaux terrestres, pour e-stre moins remarquable, à cause qu'ils sont tousiours dans l'Eau. Plusieurs d'entr'eux ne respirent point ; d'où vient que l'Esprit vi-tal en est plus renfermé ; & partant, quoy qu'ils prennent du rafraischissement par les oreil-les, si est-ce qu'il n'est pas si frequent que celuy de la Respira-tion.

40 Viuant dans l'Eau comme ils font, ils sont exempts de ce Des-

ſeichement & de cette Diſſipation d'Eſprits, qui ſe fait par l'Air
d'alentour. Toutesfois il n'y a
point de doute que l'Eau qui les
enuironne, & qui penetre les
Pores de leur Corps, y eſtant
receuë, ne ſoit auſſi nuiſible à la
Vie que l'Air.

C'eſt la commune opinion, 4t
qu'ils ont le Sang moins tiede
que les Animaux terreſtres; &
qu'il y en a parmy eux de ſi gou-
lus, qu'ils mangent iuſques à ceux
de leur Eſpece. Leur Chair eſt plus
molle, moins ſolide, & moins
nourriſſante que celle des Animaux terreſtres. Ils ne laiſſent pas
pourtant de venir exceſſiuement
gras, & par deſſus tous la Baleine,
du Corps de laquelle on tire vne
prodigieuſe quantité d'Huyle.

42 On dit que les Dauphins viuent enuiron trente ans; Ce que l'experience a faict connoistre en quelques-vns de ces Poissons, à qui l'on auoit coupé la queuë. Ils croissent iusques à la dixiesme de leurs années.

43. Voicy vne chose qu'on rapporte des Poissons, qui me semble merueilleuse. C'est que leur Corps s'attenuë, & s'amoindrit par la longueur du Temps, sans que leur Queuë, ny leur Teste, en reçoiuent aucune diminution.

44 Il s'est trouué dans les Estangs des anciens Empereurs, des Murenes, qui auoient vescu soixante ans. Aussi deuenoient-elles si familieres, & si priuées par vn long vsage, que l'Orateur Crassus en pleura la perte d'vne.

Le Brochet est vn Poisson d'eau 45.
douce, extremement glouton, &
la Chair duquel, n'est pas moins
seiche que ferme, vit quelquesfois
iusques à quarante ans.

La Carpe, le Barbeau, la Tanche, 46
l'Anguille, & les autres Poissons
semblables, ne viuent pas plus de
dix ans.

Le Saumon croist tout à coup, 47
& ne vit gueres, non plus que la
Truite; Au contraire de la Perche,
qui est long-temps à croistre, &
de plus longue durée.

Pour ce qui est des Oudres & 48
des Balaines, épouuentables pour
la prodigieuse masse de leur Corps,
l'on n'est pas bien asseuré de la
longueur de leur vie, ny de celle
aussi des Veaux marins, des Mar-
soüyns, & d'vne infinité d'autres
Poissons.

49   Le Crocodille, feul Animal à ce que l'on tient, qui ne ceſſe de croiſtre iuſques à la Mort, a la Vie extremement longue. Côme il eſt engendré d'vn Oeuf; auſſi engendre-t'il des Oeufs tout de meſme. Il eſt ſi gourmand au reſte, qu'il engloutit au lieu de mãger; cruel au delà de toute imagination, & couuert à l'aduantage contre la violence de l'Eau. Quant aux autres Animaux, ſoit à Eſcailles, ſoit à Coquilles, nous ne ſçaurions dire aſſeurément combien ils viuent.

REMAR.

REMARQVES
GENERALES.

IL est difficile de trouuer quelque Reigle certaine, de la longue, ou de la courte Vie des Animaux, tant à raison du peu de soin qu'on a eu d'en faire des Obseruations exactes, que pour l'embarras des Causes, enueloppées l'vne dans l'autre: Nous en ferons icy quelques Remarques.

Parmy les Animaux Volatils il s'en trouue beaucoup qui viuent plus long-temps que les Quadrupedes; comme par

I.

exemple l'Aigle, le Vautour, le Milan, le Pelican, le Cor-beau, la Corneille, le Cygne, la Cicoigne, la Gruë, l'Ibis, le Perroquet, le Pigeon ramier, & ainsi des autres, quoy qu'en un an de temps ils soient en leur perfection, & qu'ils n'ayët pas le Corps si grand. Ils doiuent en partie cette longue vie, à leur Couuerture, capable de les deffendre des iniures du Ciel; & en partie à la bonté de l'Air; semblables à ceux qui en respirent un extremement pur sur le sommet des Montaignes qu'ils habitent; ce qui contribuë grädemët à les faire viure plus lög-tëps. Adjoustez-y que leur

mouuemēt, qui se fait de la façon que nous auons dit, ne las-
sant pas si tost, en est moins pe-
nible, & par conséquent plus
salutaire. Auecque cela, les
Oyseaux n'ont point faute de
nourriture dans le ventre de
leurs meres, pource que leurs
Oeufs viennent à s'esclorre de
temps en temps. Mais la cause de leur longue Vie procede
sur tout, si ie ne me trompe, de
ce que la substance de la Mere
contribuë plus à leur Generation que celle du Pere; d'où
viēt qu'ils ont vn Esprit moins
acre, & moins enflamme.

A quoy l'on peut ioindre encore, Que les Animaux qui

tirent plus de la Substance de leur Mere, que de celle de leur Pere, viuent dauantage, & tels sont les Oyseaux, ainsi que nous auons dit. Comme donc ceux qui demeurent plus long-temps dans le ventre de leur Mere, tirent plus de sa Substance, & moins de la Semence de leur Pere, aussi sont-ils de plus longue vie. D'où nous inferons encore, qu'entre les hommes, côme nous auons pris garde en quelques-vns, ceux qui ressemblent plus à leurs Meres, viuent d'auantage, & pareillement les Enfans des Vieillards, que de ieunes Femmes ont engendrez,

pourueu que leurs Peres ne
soient point mal sains, ny Valetudinaires.

Les commencemens des cho- 3.
ses peuuent ou nuire, ou pro-
fiter beaucoup. C'est pourquoy
la bonne Nourriture du Fruit
dans le Ventre, jointe à l'aduantage de n'y estre pas à l'e-
stroit importe beaucoup à la
lõgueur de la vie. Ce qui arriue, ou quand la production
s'en faict de temps en temps,
comme celle des Oyseaux, ou
quãd le Fruit est vnique, cõme
celuy de ces Animaux qui n'en
font qu'vn d'ordinaire.

Mais la longue demeure du 4.
Fruit dans le Ventre, contri-

buë en trois façons à sa Durée.
Premierement, dautant qu'il
tire plus de suc de la substance
de la Mere, comme il a esté
dit n'aguere. En second lieu, à
cause qu'il sort du vêtre beaucoup plus robuste, & mieux
nourry; & troisiesmement,
pource qu'il esprouue plus tard
les insensibles rauages de l'Air.
Ce qui monstre encore que les
periodes de la Nature mesme
se font par de plus grandes
Circulations. Que si les Bœufs
& les Brebis, qui demeurent
enuiron deux mois dans le
Ventre de leurs Meres, n'en viuent pas dauantage; il s'en
faut prendre à d'autres Causes

qui produisent cét effet.

Ceux à qui l'Herbe ou le 5.
Foin sert de Pasture ordinaire,
durent moins que ces autres
qui ne viuent que de Chair, ou
qui ne mangent que des semances & des fruits, comme
les Oyseaux: Car les Cerfs, qui
sont de longue vie, prennent,
comme l'on dit communément,
la moitié de leur Nourriture
au dessus de leur teste. Pour ce
qui est de l'Oye, outre l'Herbe
dont elle se repaist d'ordinaire,
elle trouue encore dans l'Eau
quelque sorte d'Aliment qui
luy profite.

La couuerture du Corps me 6.
semble seruir beaucoup à pro-

longer la vie. La raiſon eſt,
pource qu'elle le preſerue des
inégalitez & des injures de
l'Air, qui luy ſont extremement nuiſibles. En quoy les Oyſeaux ont de tres-grands ad-
uantages ſur tous les autres
Animaux. Mais pour les
Brebis, qui ont vne ſi bonne
fourrure, il faut imputer leur
courte vie à leurs frequëtes maladies, & à l'vſage des Herbes,
qui ſont leur ſeul Aliment.

7.   Le principal ſiege des Eſprits
eſt aſſeurémẽt dãs le Cerueau;
ce qui doit s'entendre non ſeulement des Eſprits Animaux,
mais auſſi de tous les autres;
Et cela procede ſans doute de ce

que les Esprits lechent, s'il faut
ainsi dire, & consument le
Corps insensiblement; de sorte
que leur trop grande abondance, jointe à leur chaleur excessiue, & à leur Acrimonie, abrege beaucoup la Vie. C'est pourquoy il est à croire qu'une des
principales Causes de la lõgue
vie des Oyseaux, vient de ce
qu'ils ont la teste fort petite, à
proportion du reste de leur
corps; & lon tient mesme que
les Hommes, qui ont le Crane
fort grand, ne viuent pas tant
que ceux qui l'ont moindre.

La façon de porter le Corps, 8.
ainsi qu'il a esté dit cy dessus,
est celuy de tous les moue-

mens qui sert le plus à la longue vie; où il est à remarquer,
que les Oyseaux de Riuiere
le portent comme le Cygne,
quand ils volent, & que tous
les autres en font de mesme,
mais auec vn mouuement de
Membres vn peu violent. Ce
qu'obseruent aussi les Poissons,
de la longue Vie desquels nous
n'auons gueres de certitude.

9.   Tant plus les choses tardent
à croistre, & à paruenir à leur
perfection, tant plus elles sont
de longue durée; ce qui tesmoigne, que les Periodes s'en font
par de plus grandes Circulations.   Par où neantmoins ie
n'entends pas seulement parler

du simple accroissement, mais
encore des autres degrez de
Maturité, comme qui diroit
que la premiere chose qui arri-
ve à celuy qui est né, c'est d'a-
voir des Dents, puis du Poil
aux parties honteuses, & en
suitte de la Barbe.

Les moins farouches de tous 10
les Animaux, comme la Brebis, & la Colombe, ne vivent
pas long-temps; Car la Bile est
dãs le Corps cõme une Queux,
& vn Aiguillon à plusieurs
Fonctions.

Les Animaux qui ont la 11.
Chair blanche, vivent moins
que ceux qui l'ont noire. Car
cela signifie que le suc du Corps

est plus ferme, & qu'il ne se dissipe pas si viste.

12.   En toute chose corruptible, la Quantité sert beaucoup à la conseruation du Corps entier. Car le Feu, quand il est grand, en est plus lent à s'esteindre; Tant moins il y a d'Eau dans vn Vase, tant plus promptement elle s'éuapore; & le Trõc ne se desseiche pas si tost que la Branche. A raison dequoy, c'est vne Maxime generale, parlant des Especes, & non des Indiuidus, que tous les plus grãds Animaux viuent plus que les petits, si quelque autre puissante Cause n'y apporte de l'empeschement.

LA NOVRRITVRE,

Et de quoy les choses se nourrissent.

HISTOIRE.

LA Nourriture doit estre d'vne Substance simple, & d'vne Nature inferieure à la Chose nourrie. Les Plantes se nourrissent d'Eau & de Terre ; les Animaux de Plantes ; les Hommes d'Animaux (dont il y en a quantité de Carnassiers) & en partie de Plantes aussi. Où vous remarquerez pourtant, que les Hommes & les Bestes

Sur l'Art.
4.
1.

qui viuent de chair, se peuuent difficilement nourrir de Plantes seules. Il n'est pas incompatible encore, que par vn long vsage les Fruits, & les Semances cuites ne puissent seruir à la Nourriture; mais nullement les fueilles des Plantes, non plus que les Herbes cruës. Dequoy nous auons l'Experience en la façon de viure des Religieux Fueillantins.

2. Mais la trop grande Proximité, ou, s'il faut vser de ce mot, la *Consubstantialité* de l'Aliment, à l'égard du Corps qui le prend, ne reüssit pas. Car les Bestes qui se uourrissent d'Herbes, ne touchent point à la Chair; Mesme parmy les plus carnassieres, il y en a fort peu qui mangent de celle de leur propre Espece: car quant aux *An-*

tropophages, ou Mangeurs-d'Hō-
mes, ils ne commencerent à viure
de Chair humaine, que depuis
qu'ils le firent, pour se vanger de
leurs Ennemis, ou que par vne
execrable coustume, ils se porte-
tent d'eux-mesmes à cét Appetit
dénaturé. I'adjouste à cela que les
Terres ne sont pas heureusement
ensemancées du mesme grain
qu'elles ont produit ; & que ce
n'est pas aussi l'ordre d'enter des
Greffes dans leur propre Tronc.

Tant plus l'Aliment est bien
preparé, tant plus il approche de
la Substance de la chose nourrie;
Et pareillement plus les Plantes
sont fertiles, & plus les Animaux
sont gras. A quoy se rapporte
qu'vn Arbrisseau planté en terre,
ne s'y nourrit pas si bien, qu'vn re-

jetton que l'on ente en vn Tronc conforme à sa Nature, où il trouue vn Aliment qui luy est propre, & tout digeré. Comme encore, que la Semance de l'Oignon iettée en terre, ne produit pas vne si grande Plante, que si elle est mise dans vn autre Oignon iusques à sa Racine. Dauantage, l'Experiéce a fait voir depuis peu, que les Greffes des Arbres sauuages, comme de l'Ormeau, du Chesne, du Fresne, & de leurs semblables, entées sur leurs troncs, portent de plus grandes Fueilles, que ne font les Scions, qui viennent d'eux-mesme, & sans estre entez. La Chair cruë n'est pas si bonne pour la Nourriture de l'Homme, que la cuite ou la rostie.

Les Animaux sont nourris par
la

la Bouche, les Plantes par les Racines, le Fruit du Ventre par le
Nombril, & les Oyseaux pour vn
peu de temps du moyeu de leurs
Oeufs, dont on trouue vne partie dans leur Bec, mesme apres
qu'ils sont éclos.

Tout Aliment est porté du
Centre à la Circonference, ou du
Dedans au Dehors; Où toutesfois il faut remarquer, que les Arbres & les Plantes se nourrissent
plutost par leur Escorce que par
leur Mouëlle, ny que par leurs
Parties internes. Car il se void par
exemple, que si vous les dépoüil-
lez en partie de leur Escorce, vous
les faites mourir. Mais quant au
Sang qui est dans les veines des
Animaux, il ne nourrit pas moins
la Chair de dessous, que celle qui

G

est au deſſus, & à l'entour d'elles.

6. En toute Nourriture il y a dou-ble Action, à ſçauoir l'Expulſion, & l'Atraction ; dont la premiere procede de la Fonction interieu-re, & l'autre de l'exterieure.

7. Les Vegetaux conuertiſſent ſimplement en leur Subſtance les Alimens qu'ils prennent, ſans *Accroiſſement aucun : Car les Gommes, & les Reſines ſe peu-uent plutoſt appeller Sur-abon-dances, & Superfluitez , qu'Ex-croiſſances ; Ou ſi vous voulez nommez-les encore des Tu-meurs; Et les Tumeurs que ſont elles autre choſe que des Mala-dies? Or pource que la Subſtance des Animaux n'eſt proprement ſuſceptible que de ſon ſemblable; De là vient que dédaignant de ſe

* Ou, Excroiſ-ſance, ſi on pou-uoit v-ſer de ce mot.

ioindre à des choſes, qui luy ſont
eſtrangeres, elle les rejette comme
inutiles, pour s'incorporer à celles
qui luy peuuent eſtre proffita-
bles.

Il y a dequoy s'eſtonner de ce 8.
que l'Aliment, qui produit quel-
ques-fois tant de Fruicts, eſt contraint de paſſer par de ſi eſtroicts
conduits, comme ſont ceux de
leur queuë, ny en ayant preſque
point qui n'en ait vne.

Les ſemences des Animaux ne 9.
reçoiuent point de Nourriture, ſi
elles ne ſont recentes. Mais celles
des Plantes en prennent vne de
longue durée: les Arbriſſeaux non
plus ne germēt point que par des
Greffes nouuelles, & nouuellemēt
entées ; Et leurs Racines meſmes
ne Vegetent pas long-temps, ſi on

ne les couure de terre.

10. En tous Animaux il y a diuers degrez de Nourriture, conformément à leur Aage. Le suc que tire le Fruict du Ventre de sa Mere, suffit pour sa nourriture. Il se sustante de laict, incontinent apres sa Naissance. Il boit & mange, estant deuenu plus grand; Et lors qu'Il commence à vieillir, les viandes les plus solides, & de meilleur goust, sont celles qu'il ayme.

Aduertissemēt *La principale chose dont il se faut souuenir icy, c'est de rechercher soigneusement, si la Nourriture ne se peut point insinuër par dehors, ou du moins autrement que par la Bouche. L'on ordonne de se baigner dans du Laict à ceux qui sont en chartre, ou Ethiques; Et quelques Medecins mesme sont d'opinion que les Clyste-*

res peuuent seruir d'vne maniere
d'Aliment. Dequoy, ce me semble,
l'Experience seroit tres-vtile. Car si
la Nourriture se pouuoit prendre
par dehors, ou par autre voye que
celle de l'Estomach, les Vieillards
pourroient par ce moyen suppléer à
leur indigestion, & ainsi se restablir
entierement.

LA LONGVE ET LA
courte Vie en l'Homme.

HISTOIRE.

LA Saincte Escriture rapporte, qu'auant le Deluge les Hommes viuoient plusieurs centaines d'Années; & toutesfois on ne trouue point qu'aucun des Peres ayt

Sur l'Art. §. 6. 7. 8. 9. & 11.

I.

vescu iusques à mille ans. On ne
peut pas attribuer cette longueur
de Vie à la Grace, ou à la Saincte
Lignée; veu que durant le Deluge
on comptoit desià vnze Genera-
tions de Peres, & huict seulement
des fils d'Adam, depuis Cain; De
sorte que la Generation de Cain
semble auoir duré bien dauantage. Or incontinent apres le Deluge, cette longue Vie fust retran-
chée de la moitié en ceux qui vin-
rent en suitte: Car Noé, qui estoit
nay auparauant, vescut autant
que ses Peres, & Sem paruint iusques à six cents ans. Mais apres
la troisiesme Generation depuis
le Deluge, la Vie des hommes fut
reduite à la quatriesme partie du
premier Aage, à sçauoir à deux
cents ans.

Abraham veſcut cent ſeptante
cinq ans, durant leſquels il ſe fiſt
eſgalement admirer, & pour ſes
heureux ſuccez, & pour la grandeur de ſon Courage. Iſaac, cent
quatre-vingts, Homme chaſte, &
de vie pacifique. Mais Iacob, apres
auoir eu pluſieurs Enfans, ſouffert
de grandes incommoditez, &
donné des preuues éuidentes de
ſon adreſſe, de ſon Acortiſe, & de
ſa Patience, mourut à l'âge de quatre-vingts ſept ans ; Et Iſmaël,
Homme nay à la Guerre, en veſcut cent trente ſept. Mais Sara,
qui eſt la ſeule de ſon Sexe, de
l'âge de laquelle il eſt fait mention, mourut âgée de cent vingt
ſept ans, Dame belle & magnanime, bonne Mere, & bonne Femme enſemble ; non moins recom-

G iiij

mandable pour ſa Franchiſe, que pour ſon Obeyſſance enuers ſon Mary.

3.   Ioſeph, aduiſé au poſſible, & grand Politique, infortuné en ſa premiere ieuneſſe, mais depuis extrémement heureux, fut dans le monde cent & dix ans; Et Leui ſon Aiſné, cent trente-ſept; perſonnage vindicatif, & d'humeur à ne rien ſouffrir. Son Fils dura preſque autant que luy, comme auſſi ſon Neueu, Pere d'Aaron, & de Moyſe.

4.   Moyſe, Homme courageux, bien que fort doux, & vn peu Begue, paruint iuſques à ſix vingts ans: Et toutesfois il a dit en vn Pſeaume qu'il a fait, Que la Vie des Hommes n'eſtoit que de ſoixante-dix années, & de ceux de

la meilleure conſtitution, de quatre-vingts au plus : Mais ce terme
dure encore auiourd'huy, comme
il ſe voit par eſpreuue. Aaron
prompt à parler, facile en ſes
mœurs, vn peu inconſtant, & plus
âgé de trois ans que ſon Frere,
mourut à meſme temps que luy.
Mais Phineas, Nepueu d'Aaron,
veſcut trois cens ans, par vne Grace extraordinaire, s'il eſt vray que
la Guerre des Iſraëlites, contre la
Tribu de Benjamin, ait eſté faite
en la meſme ſuitte des Temps, ra-
portée dans l'Hiſtoire, qui dit que
Phineas, perſónage des plus zelez,
fut conſulté en cette expedition.

   Ioſué, grand Homme de Guer-
rê, & qui fut heureux en toutes
ſes Entrepriſes, arriua iuſques à
cent & dix années. Caleb eſtoit

de son temps, & leurs deux Aages
aussi furent d'esgale durée. Apres
la deffaicte des Moabites, la Terre
Saincte jouyst d'vne plaine Paix
par l'espace de quatre-vingts ans,
sous le Gouuernement du Iuge
Ehud, qui en vescut cét du moins;
auecque reputation d'estre Hardy, Courageux, & tousiours prest
à se dévouër, comme vne Victi-
me, pour le salut de son Peuple.

6.　Iob, Homme, d'Estat, Eloquent,
& parfait Exemple de Patience; apres auoir esté restably en sa
premiere prosperité, & s'estre veu
auant ses Afflictions en vn âge auquel il auoit des Fils qui estoient
hommes faicts, paruint à cent quarante années; Et le Prestre Eli en
vescut iusques à nonante-huict,
Homme replet de Corps, paisible

d'Esprit, & grandement indul-
gent aux siens.

Le Prophete Elisée semble auoir
passé cent ans, par des Conjectures qu'on a, qu'il en vescut soixante, apres l'Assomption d'Elie,
& que desià de ce temps-là il étoit
si vieil, que les enfans l'appelloient
par mocquerie, *Veau Chauue*. Il
estoit au reste d'humeur agissan-
te; Seuere au possible, Austere en
sa Vie, & qui mesprisoit les Richesses. Il est vray-semblable encore qu'Isaye ne vescut pas moins
qu'Elizée: Car on trouue qu'il fist
profession de Prophetie l'espace
de soixante-dix ans. Mais on n'est
pas asseuré du temps qu'il com-
mença de Prophetiser, ni de celui
qu'il mourut. Il estoit merueilleusement Eloquent, & *Prophete*

Euangelizant, promis de Dieu dãs le Nouueau Teſtament, & comparé à vne Outre pleine de vin doux.

8. Le vieil Tobie veſcut cent cinquante-huict ans; & le ieune cent vingt-ſept ; Hommes miſericordieux, & grands Aumoſniers. Il ſemble auſſi qu'au temps de la Captiuité, pluſieurs d'entre les Iuifs retournez de Babylone, ioüyrent d'vne fort longue vie. Car on dit qu'apres ſoixante & dix ans, venant à ſe reſſouuenir de l'vn & de l'autre Temple, ils en pleurerét le Changement, & la grande difference. Pluſieurs ſiecles apres, noſtre Sauueur eſtant venu au Monde, le bon Simeon plein d'eſperance & d'attente, ſe trouua dans l'âge de quatre-vingts dix Années;

Et en ce mesme temps Anne la Prophetesse prolongea ses iours au de-là de cent Ans, dont elle en demeura sept mariée, & Veufue quatre-vingts quatre; ausquels il faut adiouster ceux de sa Virginité, & ceux qui suiuirent la Prophetie qu'elle rendit de nostre Saueur. Ce fut vne sainte Femme, & qui passa toute sa vie dans les prieres, & les Abstinences.

Ce que les Autheurs Payens rapportent touchant la longue Vie des Hommes, est fort suspect de Mensonge, soit à raison des Fables dont on a coustume de remplir ces sortes de Narrations, soit à cause de l'erreur qui se commet d'ordinaire dans la supputation des années. Ie commenceray par les Egyptiens, chez lesquels il ne se

trouué rien sur cette Matiere, qui
soit remarquable, & digne d'estre
transmis à la Posterité; puis qu'il
est certain que ceux de leurs Roys
qui ont le plus regné, n'ont point
passé la cinquantiesme, ou la cinquante cinquiesme année de leur
vie. Ce qui doit estre conté pour
rien, veu qu'en ces derniers temps
c'est chose commune d'en voir
plusieurs qui viuent autant. Pour
ce qui est des Roys d'Arcadie, la
Fable leur attribuë vne vie fort
longue ; & possible n'est-ce pas
sans quelque fondement, estant
veritable qu'en cette Contrée Pa-
storale & montagneuse, l'Air n'y
est pas moins pur, que la Nourri-
iure y est bonne. Mais côme l'ancien Pan a tousiours esté le Dieu
tutelaire de certe belle Contrée, il

se peut faire auſſi que toutes les
choſes qui la regardent, ont eſté
comme Paniques, vaines, & Fa-
buleuſes.

Numa, Roy des Romains, Prin-   10
ce Pacifique, Speculatif, & attaché
à la Religion, ne mourut qu'à l'â-
ge de quatre vingts ans; & il ſe ve-
rifiera que M. Valere Coruin en
veſcut cent, ſi l'on en met quarante ſix entre ſon premier, & ſon ſi-
xieſme Conſulat. Il fut des plus
Illuſtres de ſon temps, Vaillant,
Agguerry, Populaire, Affable, &
touſiours traitté fauorablement
de la Fortune.

Solon, Legiſlateur Athenien, du   11.
nombre des ſept Sages de Grece,
paſſa l'âge de quatre-vingts ans;
Homme magnanime, Courtois,
grandement affectionné à ſa Pa-
d

trie; Et auec cela versé en toute
sorte de sciences. Il se portoit d'inclination à gouster les plaisirs de
la vie, & se traittoit delicatement.
Epimenides deCrete, eut l'aduantage de viure cent cinquante sept
ans, & ce qui est prodigieux, c'est
qu'on dit, qu'il en passa cinquan-
te-sept dans vne Cauerne. Vn demy siecle apres, Xenophanes de
Colophone, vescut cent deux années, & encore plus. Car ayant
quitté son pays à vingt-cinq ans,
il en employa soixante quinze à
voyager, & cela fait il se retira;
mais on ne sçait pas combien de
temps il fut sur terre apres son re-
tour. C'estoit vn homme aussi esloigné du bon sens par ses erreurs,
qu'il l'estoit de son pays par ses
voyages: Car au lieu de Xenophanes,

nes, il fut appellé Xenomanez, à
cause de l'extrauagance de ses o-
pinions. Aussi auoit-il vn esprit
vaste, & qui ne respiroit rien que
d'infiny.

Anacreon, Poëte lascif, voluptueux, & tres-grand Beuueur,
vescut plus de quatre-vingts ans,
& Pindare Thebain, vn peu
moins. * C'estoit vn Esprit subli-
me, fort adonné au Culte des
Dieux, & qui se plaisoit à parse-
mer ses Escrits de Nouueautez
agreables. Sophocle l'Athenien
l'esgala en nombre d'années. Sa
façon d'écrire estoit releuée, comme il se voit par ses Oeuures; & sa
passion pour la Poësie si grande, &
si ardente, qu'elle luy faisoit oublier ses affaires domestiques.

La vie d'Artaxerces Roy de Per-

12.

* à sça-
uoir 8.
ans cõ-
plets.

13.

se, fut de quatre-vingts quatorze ans. Il estoit homme d'esprit stupide, ennemy des grands soins, amy de la Gloire, & par dessus tout de l'Oysiueté. Le mesme siecle se fit remarquer encore par le grand aage d'Agesilaus, Roy de Lacedemone, *Prince qui par sa grande science, sembloit estre vn Philosophe parmy les Roys; mais neantmoins fort Ambitieux, grand Capitaine, & dans la Profession des Armes, aussi capable d'entreprendre, qu'il estoit vaillant & habile à executer.

*qui vescut 84. ans.

14.   Gorgias Leontin vescut cent & huit ans, celebre Rethoricien, qui se picquoit de Prudence; qui dans ses Voyages se peina beaucoup à instruyre la Ieunesse, pour de l'argent, & qui dit vn peu deuant que de mourir, *Qu'il n'auoit point de*

reproche à faire à la *Vieillesse*. Protagoras Abderite, qui ne se plaisoit pas moins à voyager que
Gorgias, & qui estant Rethoricien
comme luy, en alloit monstrant
les Preceptes de Ville en Ville,
quoy qu'il ne fit pas tant profession d'enseigner *l'Encyclopedie* que
la Politique, mourut aagé de cent
huict ans, & Isocrate l'Athenien,
de quatre vingts dix-huict.   Il
fut Orateur pareillement, mais
si peu ambitieux, que fuyant la
lumiere du Barreau, il ne bougeoit
de sa Maison, où il tenoit Eschole
ouuerte aux Gens desireux d'ap-
prendre. Democrite, de la ville
d'Abdere, alla iusques à 109. ans,
grand Philosophe & vray Phisi-
cien, si iamais quelqu'vn des Grecs
le fust. Il ayma fort à voir le Mode,

pour contenter fa curiofité, mais
encore plus à rechercher les fecrets
de la Nature, & à faire diuerfes experiences de fes Merueilles; d'où
vient qu'Ariftote luy reproche
d'cftre plutoft Sectateur des Si-
militudes, qu'Obferuateur des
loix de la difpute.

15.   Diogene Sinopean, quoy qu'in-
different, & fale au poffible en fa
nourriture, ne laiffa pas de viure
quatre-vingts dix ans, durant lefquels il fit gloire d'eftre libre auec
tout le monde, Imperieux enuers
foy-mefme, & patient plus qu'on
ne fçauroit croire. Zenon Citti-
que, fut cétenaire, à deux ans prés;
Il auoit le Courage grand; l'Humeur portée à defdaigner les fen-
timens qui choquoiét les fiens, &
vne viuacité d'Efprit fi admirable,

que sans estre importune ny faf-
cheufe, elle gagnoit pluftoft les
cœurs, qu'elle ne les attachoit; qualité qui fut depuis attribuée auec
admiratió auphilofophe Seneque.

Platon Athenien finit fes iours 16.
au bout de quatre-vingts & vn an;
Perfonnage magnanime, mais
trop amy du Repos & de la Solitude; fublime en la Contemplation, Imaginatif, Agreable, doux,
poly en fes Mœurs; & toutesfois
plus paifible que gay en fon humeur; y ayant en luy ie ne fçay
quoy de Majeftueux, qui faifoit
remarquer à tous la merüeilleufe
moderation de fon Ame. Theo-
phrafte Ethefien, paruint à l'an de
fon aage, quatre vingts cinq, apres
s'eftre fait admirer d'vn chacun,
autant par la douceur de fon élo-

quence, que par la diuersité des belles matieres dont il sçauoit faire choix. Car il ne prenoit de la Philosophie que les choses les plus agreables, sans toucher à celles qui n'apportent d'ordinaire que du dégoust & de la côtention. Long-temps apres Theophraste, prolongea ses iours de mesme que luy, le sçauant Carneades Cyreneen, qui par les merueilleux charmes de son bien-dire, ioints à l'agréemét qu'il apportoit au recit des belles choses dont il auoit connoissance, ne plaisoit pas moins aux autres qu'à soy-mesme. A quoy i'adiouste, que du viuant de Ciceron, Orbilius, qui n'estoit ny Philosophe, ny Rethoricien, mais seulement Grammairien, vescut pres de cent ans; ayant esté premierement

Soldat, puis Maistre d'Escole; aussi picquant de la Langue que de la
plume, & grandement rude à ses
Disciples.

Quintus Fabius Maximus fut 17
Augur l'espace de soixante-trois
ans. Ce qui prouue vray-sembla-
blement qu'il en vescut plus de
quatre-vingts; quoy qu'il soit vray
qu'en la Charge qu'il exerçoit, on
consideroit plus la Noblesse que
l'aage. Il estoit soigneux de s'accommoder au Temps; plein de
Prudence, d'vne humeur seuere, &
moderé en toutes les parties de sa
vie, qu'il temperoit, d'vne douceur
agreable. Massinissa, Roy des Nu-
mides, passa quatrevingts dix ans,
& eust vn fils l'an 84. de son âge.
Il estoit homme agissant au possible; qui se fioit grandement à la

Fortune ; qui eſprouua quantité d'Accidens, & de Reuolutions en ſa Ieuneſſe, & qui iouyt le reſte de ſes Iours d'vne felicité conſtante & perpetuelle.

18.

Marcus Porcius.

M. P. * Caton, paruint au delà de quatre-vingts dix ans ; & par ſon auſtere façon de viure, donna ſujet à pluſieurs de dire de luy, qu'il auoit vn corps & vn courage de fer ; eſtant au reſte querelleux, vindicatif, pointilleux ; & de plus, non ſeulement adonné à l'Agriculture, mais encore à la Medecine, pour ſon vſage, & de ſa Famille.

19.

Terence, Femme de Ciceron, veſcut cent trois ans, ayant eu durant ſa vie beaucoup de trauerſes & d'afflictions ; premierement de l'Exil de ſon Mary, puis de ſon

Diuorce, & enfin du dernier mal-
heur qui luy arriua. Il y a grande
apparence que la vie de Luceja fut
extrémement longue. Car on dit
que par l'espace de cent ans tous
entiers, elle fist le Mestier de Comedienne, & representa premierement sur le Theatre, comme il
est croyable, le Personnage de Fille, puis celuy de Vieille. Galeria
Copiola, Bouffonne, & Baladine
ensemble, fut introduite aux Ieux
publics, pour y faire son apprétis-
sage. L'on ne sçait pas en quelle
année de son âge ce fut; mais il est
bien certain, que quatre-vingts
neuf ans après, elle parût derechef
à la Dedicace du Theatre de Pom-
pée; non pas comme vne simple
Bouffonne; mais comme vn
Prodige de son siecle. Elle n'en

demeura pas là neantmoins, & fut presentée pour la troisiesme fois, aux Ieux qui furent voüez pour la santé d'Auguste.

20   Il y eut vne autre Comedienne, inferieure à celle-cy en âge, mais plus releuée en dignité, qui vescut presque quatre-vingts dix ans. Ce fut Liuie Iulie, Femme de Cesar Auguste, Mere de Tibere. Car si la Vie d'Auguste fust vne Comedie, ce qu'il tascha de persuader luy-mesme, lors qu'estant malade dans le Lict, il voulut qu'apres qu'il auroit rendu l'Ame, ses Amys luy donnassent des applaudissements; Il est à croire de mesme, que l'Imperatrice Liuie fut vne excellente Comedienne, puis qu'elle ioüa si bien deux differents Personnages durant sa vie,

l'vn auec son Mary, par son obeïs-
sance; & l'autre auecque son Fils,
par l'Ascendant & l'authorité
qu'elle sçeut prendre sur luy. C'e-
stoit au reste vne Princesse Maje-
stueuse, mais de belle humeur, a-
gissante dans les affaires, & ialou-
se au dernier point, de la cóserua-
tion de sa Puissance. Iunia, Femme de Cassius, & sœur de Brutus,
fut aussi nonagenaire, ayant vescu
soixante ans, apres la bataille Phi-
lipique; Dame magnanine, abon-
dante en richesses; mais dans vn
long vefuage, affligée de la perte
de son Mary, & de ses plus pro-
ches; sans que neantmoins ces tra-
uerses domestiques diminuassent
en rien les respects, & les hon-
neurs legitimes, qu'on luy auoit
tousiours rendus.

21. L'An de noſtre Seigneur, ſep-
tante-ſix, eſt fort memorable. Ce
fut ſous le Regne de Veſpaſian, où
ſe trouuerent comme des Faſtes
de ceux dont la vie fut en ce tẽps-
là beaucoup plus longue, qu'elle
n'eſt d'ordinaire. Car ceſte meſme année il en fut fait vn Dénombrement, qu'on ne ſçauroit mettre en doute, authoriſé comme il
eſt, de l'Informaton, & de la Cre-
ance publique. Alors en cette partie de l'Italie, qui eſt entre le Pau,
& l'Appennin, il ſe trouua cent
vingt-quatre hommes, cinquante
quatre deſquels eſtoient morts â-
gez de cent ans; cinquante-ſept
autres, qui en auoient veſcu cent-
dix. Deux autres cent vingt-cinq.
Quatre autres, cent trente. Quatre autres, cent trente-cinq, ou

trente sept; & trois autres cent-
quarante.

Outre ceux-cy, la ville de Parme 22.
en donna cinq, trois desquels alle-
rent iusques à six-vingts ans, & les
deux autres à cent trente. Bruxel-
les en eut vn de cent vingt-cinq
ans. Plaisance, vn autre de cent-
trente & vn. Faence, vne Femme
de cent trente-deux; Et en vn
Bourg nommé Vede, proche
des Collines de Plaisance, furent
remarquables dix Hommes, six
desquels vescurent cent dix ans,
& les quatre autres, six-vingts. A
quoy i'adiouste pour conclusion,
qu'il se trouua dans Arimini, vn
certain Aponius, âgé de cent cinquante ans.

Pour ne me rendre importun, par Aduer-
vn trop long dénombrement des tissemēt

Hommes de longue Vie, i'ay iugé à propos de n'en mettre icy aucun, tant de ceux que i'ay desia rapportez, que des autres, dont il sera parlé cy-apres, qui ait vescu moins de quatre vingts ans. Surquoy ie me suis aduisé de donner à châcun son Eloge, ou son Caractere en peu de paroles. Mais de telle sorte, qu'on en pût tirer des Coniectures d'vne longue Vie ; à laquelle l'Education, les Mœurs, & la Fortune, contribuent beaucoup. Où il faut cõsiderer encore, que parmy les hommes, les vns sont la pluspart du temps obligez de leurs longues années, à leur bonne constitution, & les autres à leur Sobrieté, ou si vous voulez à leur bon regime de Viure, quoy qu'ils soient valetudinaires, & foibles de leur Nature.

Dans toute la liste des Empe-

reurs, tant Grecs que Romains
ny mesme dans celle des Princes
qui ont tenu le Sceptre des Gaules
& de la Germanie; Parmi deux cés
il ne s'en trouue que quatre, qui
ayent atteint quatre-vingts ans;
Ausquels il faut adiouster les deux
premiers Empereurs, Auguste, &
Tibere; dont l'vn vescut soixante seize ans, l'autre soixante dix-
huict; & possible qu'ils fussent al-
lez iusques à quatre vingts, s'il eust
pleu à Cajus & à Liuie. Auguste
estoit d'vn naturel doux, moderé,
en ses entreprises, prompt à les
executer, & d'ailleurs d'humeur
agreable; paisible en ses Mœurs,
sobre en sa façon de viure, mais
trop sujet aux Femmes, & tres-
heureux en toutes choses. Il eust
en l'âge de trente ans, vne si gran-

de, & si dangereuse Maladie, que tout le Monde en desesperoit. Mais Musa son Medecin ordinaire, voyant que les autres ne l'auoient pû guerir par des medicaments chauds, le guerit par des remedes contraires; & il est vray-semblable que cela seruit à le faire viure plus long-temps. Tibere le passa de deux années, * *Homme qu'Auguste disoit auoir les Machoires pesantes* ; pource qu'encore qu'il parlast fortement , il estoit lent neantmoins en tous ses discours, comme en ses Mœurs; Cruel, Sanguinaire, grand Beuueur, & qui croyoit faire Diette, quand il voyoit par excez des Femmes; Ce qui n'empeschoit pas pourtant, qu'il ne fut d'ailleurs fort bon Mesnager de sa Santé; si bien

* pour a-
uoir ves-
cu 78. ans

bien qu'il auoit accoustumé de dire, *Qu'il falloit tenir pour Fol, celuy
qui au delà de trente-ans de son âge,
appelloit les Medecins pour les con-
sulter.*

Le vieil Gordien vescut quatre-
vingts ans; Et toutes-fois bien à
peine auoit-il gousté de l'Empire,
qu'il mourut de mort violente;
Prince Magnanime, Splendide,
Sçauant, Poëte, Orateur, tres-é-
gal en sa façon de viure, & qui se
pût dire heureux auant sa mort.
Valerien auoit soixante-seize ans,
lors que Sapor Roy des Perses, le
fit Prisonnier de Guerre, & depuis
apres vne captiuité de sept années,
qu'il passa parmy les outrages &
les indignitez, il fut contraint de
ceder à sa mauuaise Fortune, qui
rendit Tragique le dernier Acte

I

de sa vie : Que s'il faut parler sainement de luy, ce ne sera point
l'offenser, que d'appeller sa reputation iniuste en matiere de courage, puis qu'en effet, il n'en auoit
point. Anaste, surnommé *Dico-*
rus, Prince d'esprit tranquille, mais
de petit cœur, superstitieux, & ti-
mide, se vid âgé de quatre-vingts
huit ans : Et Anicius Iustinien, de
quatre-vingts treize, Homme af-
famé de Gloire, paresseux & pesant de sa personne ; celebre par
la valeur, & par la prudence de ses
Capitaines; Mais Esclaue de sa fé-
me, & trop facile à se laisser mener
par autruy. Helene, Angloise de
nation, Mere de Constantin le
Grand, paruint à quatre-vingts
ans; Dame magnanime, & toû-
jours heureuse, sans se mesler ia-

mais d'aucune affaire d'Eſtat;
ayãt le Cœur entierement attaché,
non pas au Gouuernement de ſon
Fils, ny de ſon Mary, mais à la Religion ſeule, & aux exercices de
Pieté. L'Imperatrice Theodore,
ſœur de Zoës, Femme de Mono-
maches, & qui regna toute ſeule
apres ſa mort, paſſa l'âge de 84 années, touſiours agiſſante, Ialouſe
du Commandement, heureuſe,
mais plus credule qu'il ne falloit,
pour ſa trop grande proſperité.

Ie paſſeray maintenant des Se-
culiers aux Princes Eccleſiaſtiques.
L'Apoſtre Sainct Iean, le bien-ay-
mé Diſciple de Ieſus-Chriſt, veſcut
quatre-vingts treize ans, tres-par-
faictement repreſenté par la Figure d'vn Aigle, ne reſpirant rien que
de Diuin, & tel qu'vn Ange Sera-

phique parmy les Apoſtres, pour
la grãde ferueur de ſa Charité. L'E-
uangeliſte Saint Luc, Eloquent au
poſſible, grand Voyageur, Medecin, & Compagnon inſeparable
d'auecque Sainct Paul, fut ſur la
terre quatre-vingts quatre ans.
Mais Simeon Cleophas, ſurnommé
le Frere de noſtre Seigneur, & qui
fut Eueſque de Hieruſalem, arriua
iuſques à ſix-vingts ans. Il mourut
Martyr, couronnant toutes ſes bonnes Oeuures d'vne preuue indubitable de Conſtance, & de grandeur de Courage. Polycarpe, Diſciple des Apoſtres, Eueſque de
Smyrne, ſuiuãt les coniectures que
nous en auons, eſtendiſt au de-là
de cent ans le cours de ſa vie, que le
Martyre abregea. Il fut Homme de
grand Cœur, d'vne Patience He-

roïque, & Inuincible à la peine.
Denis Areopagite, Contemporain
de Sainct Paul, semble auoir vescu
quatre-vingts dix ans. Il merita le
nom d'*Oyseau du Ciel*, pour sa su-
blime Theologie; & ne fut pas
moins insigne en la Vie Actiue,
qu'en la Contemplatiue. Aquila &
Priscilla, premierement hostesses
de l'Illustre Sainct Paul l'Apostre;
puis ses Coadjutrices, passerét plus
de cent ans dans vn Mariage heureux & celebre; apres auoir suruescu à Xiste premier; Noble & Illustre Couple, adōné à toutes sortes
d'Actions charitables, & à qui
parmy les grādes Cōsolations que
receuoient les premiers. Fōdateurs
de l'Eglise, tout le bon-heur qui
se peut trouuer parmy des Personnes mariées, fut octroyé du Ciel,

I iiij

pour vne tres-juste recompése de
leur Vertu mutuelle. Sainct Paul
l'Hermite vescut cent treize-ans;
mais ce fut si sobrement dans le
Desert, & d'vne façon si austere,
qu'elle semble auoir esté au de-là
des forces humaines. Or quoy que
pour n'estre pas ignorant, il pût se
préualoir de ce qu'il sçauoit, & enseigner les autres; si est-ce qu'il bor-
na toute son estude à s'entretenir
soy-mesme, par des Soliloques, des
Meditations, & des Prieres continuelles. Sainct Anthoine, premier
Instituteur, ou selon quelques-vns,
Reformateur des Cœnobites, ac-
complit le nombre de cent cinq
années. Il estoit Deuot, & Con-
templatif, sans qu'il fut pourtant
inutile aux affaires du Monde. Les
Abstinences, & les Austeritez

estoiët son entretien ordinaire dãs
vne glorieuse Solitude, où mesme
l'on pouuoit dire de luy, qu'il n'e-
stoit pas sans commandement.
Car il auoit sous sa Discipline vn
grand nombre de bons Religieux,
qui se regloient par son Exemple;
Outre que les Chrestiens & les Philosophes de son siecle l'allant visi-
ter en foule, le consideroiеnt cóme
vne viuante Image de toutes sortes de Vertus, & luy rédoient mesme vne maniere d'Adoration. S.
Athanase mourut au dessus de quatre-vingts ans; tousiours armé de
constance, tousiours Maistre de sa
renommée, & tousiours inebran-
lable aux secousses de la Fortune. Il
estoit de plus, libre & hardy enuers
les Grands, affable aux petits ; &
dans les contrastes, s'il en arriuoit

quelqu'vn, non moins Courageux, qu'adroit & habile à les surmon-ter. Plusieurs ont fait de quatre-vingts dix ans la vie de S. Hierof-me; & ie m'accômode tres-volon-tiers à leur opinion. Il auoit vne Plume infatigable, vne Eloquence virile, & vne admirable connoif-fance des Langues & des Sciences. Il estoit auec cela grád Voyageur, mais trop auftere fur fa vieilleſſe. Tant qu'il vefcut en Homme pri-ué, il eut le Cœur haut, & fit eſclat-ter de toutes parts, malgré les te-nebres, la lumiere de fon Nom, & de fon Efprit.

Pour le regard des Papes, l'on en côpte deux cens quarante-vn; & dans ce grand nombre, cinq feu-lement, qui ont vêcu ou paſſé qua-tre-vingts ans. Il eſt vray que la

prerogatiue du Martyre a racour-
cy la vie de plusieurs d'entre les
premiers. Iean vingt-troisiesme
cessa de viure l'an 90. de son Aage.
Esprit inquiet, qui aymoit les nouueautez, & les changemens des
choses, tantost en pis, & tantost en
mieux: mais qui se plaisoit sur tout
à Thesaurizer, & à remplir ses Cof-
fres. Gregoire douziesme, ayant
esté crée Pape deuát le Schisme, &
comme dans vn Interregne, mourut à quatre-vingts dix ans. Nous
ne trouuons rien de luy que nous
puissions remarquer içy, à cause de
la courte durée de son Pontificat.
Paul troisiesme sortit du Monde,
apres y auoir esté 91. an. Il estoit
d'vne grande moderatió d'Esprit,
tres-bon Conseiller, sçauant Astro-
logue, soigneux de sa santé, & à

l'exemple de l'ancien Prestre Ely,
tres-Indulgent à ſes Domeſtiques.
Paul quatrieſme auoit quatre-
vingts trois ans quand il mourut,
il laiſſa cette opinion de lui, d'eſtre
dè ſon naturel, rude, ſeuere, altier,
imperieux, prompt à s'emporter,
& qui parloit auec autant de facilité que d'éloquéce. Gregoire trei-
zieſme veſcut le meſme âge que
luy; Homme d'vne haute probité,
ſain d'Eſprit, & de corps, Excellét
Politique, moderé en toutes ſes A-
ctions, & fort Charitable aux Pau-
ures.

Nous ferons le deſnombrement
des autres dont nous auons à parler, ſans obſeruer aucun ordre;
pource que les choſes que nous en
dirons nous ſemblent douteuſes,
& moins remarquables que les

precedentes. Le Roy Arganthonius, qui tint le Sceptre des Gades en Espagne, vescut cent trente ans; ou selon l'opinion de quelques-vns, cent-quarante, dont il en regna quatre-vingts , sans qu'il soit parlé de ses mœurs, ny de sa maniere de viure. Cyniras Roy de Cypre, ioüist des douceurs de la Vie par l'espace de cent cinquante, ou selon quelques-vns, de cent soixante années, dans cette belle Isle, autresfois apellée l'Element des Delices & des Plaisirs voluptueux. L'on dit que de deux Princes Latins, Pere & Fils, qui regnoient dans l'ancienne Italie, l'vn vescut huit cens ans, & l'autre six cens: mais cette belle relation vient de l'Eschole de certains Docteurs, que leur trop grande credulité, soit en cecy, soit en

autre chose, rend tout à fait suſ-
pects de menſonge. L'on attribuë
à pluſieurs Roys d'Arcadie d'auoir
vieilly iuſques à trois cens ans;
Mais bien que l'air de cette Contrée ſoit aſſez propre à prolonger
la Vie, cela me ſemble pourtant tenir beaucoup plus de la Fable que
de l'Hiſtoire. L'on dit qu'il y eut en
Illyrie vn certain Danſon, qui paruint à cinq cens ans, affranchy de
toutes les incommoditez dont la
Vieilleſſe eſt accompagnée. C'eſt
l'opinion commune, que chez les
Epiens, dont le Pays fait vne partie de l'Italie, il s'eſt trouué des perſonnes qui ſont arriuées à deux
cens ans, ou meſme beaucoup plus
auant; Et entr'autres vn certain Li-
torius, de taille de Geant, qui paſſa
trois cents années. Sur le Sommet

du Mont Timoli, anciennement
appellé *Tempsi*, plusieurs de ses ha-
bitãs y paruindrent à l'année cent
cinquantiesme de leur Aage. A
quoy l'on adiouste, que ceux de la
Secte des Esseens chez les Iuifs, viuoient d'ordinaire plus de cẽt ans;
auec apparence que cela procedoit
de ce qu'ils tenoient en leur façon
de viure le mesme regime que les
Disciples de Pithagore. Appollo-
nius de Tyanée passa l'âge de cent
ans, & iouït d'vne fort belle, & fort
heureuse Vieillesse. Aussi à vray dire, c'estoit vn merueilleux Homme; tenu pour Diuin par les Payẽs,
& par les Chrestiens pour Enchã-
teur. Il viuoit à la manierë des Pythagoriciens; estoit grand Voyageur, celebre par tout le Monde, &
honoré comme vn Dieu. Toutes

fur la fin de fon aage il ne pût s'exe-
pter de la cenfure des Hommes, &
fut accufé de plufieurs crimes, dont
il fe iuftifia. Quant à fa longue Vie,
il ne la deuoit pas feulemẽt à l'obferuation des Regles de Pythagore; mais à fa propre naiffance, &
au fang dont il eftoit forty; l'Hi-
ftoire faifant foy, que l'âge de fon
Ayeul fut de fix-vingts dix années
complettes. Il eft indubitable encore, que Q. Metellus en vefcut
cent, durant lefquels il exerça plufieurs fois fort heureufement la
Charge de Conful: Sur le declin de
fon aage, il fut honoré de la Dignité de Souuerain Põtife; dont il
fit fi bien les fonctions par l'efpace
de vingt-ans, qu'il fut remarqué de
tous, qu'en prononçant les Vœux
en public, il n'hefitoit nullement

de la bouche; & trembloit encore
moins des mains, quand il faisoit
les Sacrifices. On tient qu'Ap-
pius l'Aueugle, poussa bien auant
son âge, que neantmoius on sçac-
che au vray le nombre de ses années. Tout ce qu'on en peut dire,
est qu'il en passa la meilleure partie
priué de la lumiere du Iour, sans
qu'il laissât pour cela de gouuer-
ner fort bien sa Famille, voire mesme la République. En son extres-
me Vieillesse s'estant fait porter au
Senat dans vne Lictiere, il dissuada
puissamment la Paix auecque Pyr-
rhus. Le commencement de la Ha-
rangue qu'il fit là-dessus, est d'autant plus remarquable, que dans ses
paroles semble respirer vne inuincible force d'Esprit, & vne impe-
tuosité de Courage, la plus grande

qui se puisse imaginer, *Messieurs,* leur dit-il; *Il y a desià plusieurs années que ie suporte mon Aueuglement, auec vne extréme impatience; Mais maintenant qu'on me vient dire que vous mettez en deliberation des choses hōteuses, ie voudrois estre Sourd aussi bien qu' Aueugle.* M. Perpenna mourut à quatre-vingts dix-huit ans, apres auoir suruescu à tous ceux qu'il auoit priez dans le Senat, de vouloir opiner, au temps qu'il estoit Consul, c'est à dire, à tous les Senateurs de son année; & mesme à ceux qu'estant Censeur, il auoit nommez à cette Charge eminéte* à la reserue de sept seulement. Hieron, Roy de Sicile, au temps de la secóde guerre Punique, vêcut bien pres de cét ans; personnage de gráde moderation, & en ses Mœurs, & en sa

*de Senateur.

en sa façõ de viure. Il estoit de plus
fort adonné au culte dès Dieux, ardant à faire des Amis, jaloux de les
conseruer, Liberal, Magnifique, &
qui fut heureux tout le temps de sa
vie. Statilea, de noble Famille durãt
l'Empire de Claudius, vescut quatre vingts dixneuf ans; Clodia, fille
d'Opilius, cent & quinze; Xeno-
phile, ancien Philosophe, de la Secte de Pythagore, cent & six ans,
dans vne saine & vigoureuse vieillesse, comme aussi dans vne grande reputation de Doctrine. On dit
que ceux de l'Isle de Corse viuoient
beaucoup autresfois, mais qu'auiourd'huy ils ne passent pas l'âge
ordinaire. Hippocrate, excellent
Medecin, authorisa & honora son
Art, par la longueur de sa vie, qui
fut de cent quatre années. Sa gran-

K

de Prudence adiousta beaucoup de
prix à son merueilleux sçauoir. Mais
il s'ocupoit sur tout aux Obseruations, & aux experiéces, qu'il faisoit
de iour en iour , sans s'amuser aux
Paroles , ny aux Methodes vulgaires, se proposant seulement le
fonds de la Science, des Nerfs de
laquelle il se fortifioit, & s'estudioit
à les separer. Au temps de l'Empereur Adrian , le celebre Demonax,
Philosophe, non seulement de Profession, mais aussi de Mœurs, n'alla
pas loing de cent ans. Il estoit Hō-
me de grand Cœur, Maistre de soy-
mesme, sans ostentation, accoustumé à mespriser les choses humaines; & auec cela, ciuil, courtois, &
affable à tout le Monde. Vn iour
comme ses Amis luy demãdoient,
de quelle façon il desiroit estre en-

terré, *Ne soyez point en peine de ce-*
la, leur respondist-il, *qu'il vous suffi-*
se que la Puanteur enseuelira ma cha-
roigne: Surquoy derechef enquis
par eux-mesmes: s'il vouloit qu'on
l'exposast aux Chiens, & aux Oyseaux; *Pourquoy-non?* leur repartit-
il: *Puisque i'ay fait tout ce que i'ay pû,*
pour proffiter aux hommes durant ma
vie, quel mal y a-t'il qu'apres ma mort
ie fasse aussi quelque bien aux Bestes?
Il se raconte de certains Peuples
des Indes, autres-fois nommez
Pandores, qu'ils viuoient iusques à
deux cens ans; & ce qui me semble plus estrange, est, qu'en leur
enfance ils auoient les cheueux
blancs, & non pas en leur vieillesse.
C'est neantmoins vne chose assez
commune par tout le Monde, de
voir que les Enfans ont les Cheueux

blancs, & qu'ils se noircissent, à mesure qu'ils s'aduancent en âge. L'on rapporte qu'en vne autre Contrée des Indes, les habitans qui vsent du Vin fait de Palmes, arriuent à cent trente ans. Le Grammairien Euphranor vieillit dans l'Eschole ; où lors qu'il instruisoit la Ieunesse, il auoit plus de cent ans. Le pere du Poëte Ouide en vescut cent dix, auec vne inclinatiõ bien differente de celle de son Fils ; car pour le mépris qu'il faisoit des Muses, il tâcha le plus qu'il pût de le rebuter de la Poësie. Asinius Pollio, Fauory d'Auguste, Homme adonné au Luxe, éloquent, studieux ; mais violent, superbe, cruel, & qui sembloit n'estre né que pour soy, paruint au delà de cent ans, & Seneque iusques à cent-quatorze; Ce qui me semble pourtant estre esloigné de toute apparence de verité : car tant s'en faut qu'en son extréme vieillesse il ait esté mis prés de la personne de Neron, pour en estre Precepteur, qu'au contraire il eust vn assez lõg-temps sous luy le maniment des Affaires. Adioustez à cecy, qu'vn peu auparauant, à sçauoir vers le milieu du Regne de Claudius, il fut en-uoyé en exil, pour les Adulteres par luy commis auec quelques Dames Romaines. Ce qui ne luy fut pas arriué sans doute, s'il eust esté aussi âgé qu'on l'a fait. L'on tient par ie ne sçay quelle tradition, fondée sur l'opinion commune que *Iean des Temps*, exceda le nombre de trois cens années; Ce qui seroit miracu-leux, s'il ne tenoit de la Fable. Il e-stoit François de Nation, & porta

les Armes sous l'Empereur Charle-
magne. Gratius Aretin, Bisayeul de
Petrarque, ioüist d'vne parfaite sã-
té durant cent quatre ans, au bout
desquels il mourut, sentant sur la
fin le manquement de ses forces,
plustost que les Approches de la
Mort; Ce qui est asseurément la
vraye Resolution, qui se fait par la
Vieillesse. Il s'est trouué dans Ve-
nise quantité de personnes, & mesme des plus qualifiées qui ont ves-
çu fort long-temps. L'on met en ce
nombre François Donat, vn de ses
pucs; Thomas Contarin, Procu-
reur de Sainct Marc, & François
Molin, qui exerça cette mesme
Charge. Mais le plus remarquable
de tous, est Cornare, qui se voyant
tousiours maladif en sa Ieunesse,
prit vn si grand soing de sa santé, &

vn Regime de viure ſi auſtere, qu'il ne mangeoit, & ne beuuoit par iour que iuſques à vn certain poids & vne certaine meſure. Tellemēt que ce ſoin regulier paſſa par la couſtume en Diete, & de la Diete, en vne longueur de vie, qui le maintint cent ans durant, & enco-re plus, dans vne entiere ſanté de Corps & d'Eſprit. Guillaume Po-ſtel, François de Nation, & de no-ſtre Siecle, veſcut prés de ſix-vingts ans, auecque tant de Vigueur, qu'il n'eſtoit pas tout à fait blanc quand il mourut, & auoit meſme le poil de la mouſtache vn peu noir. Il e-ſtoit grand Voyageur, & bon Ma-thematicien; mais outre qu'il n'a-uoit pas l'Eſprit bien ſain, ny aſſez raſſis, il eſtoit encore infecté d'He-reſie.

K iiij

20.   Ie croy que chez nous en Angleterre, il n'y a point de petite Ville
vn peu peuplée, où l'on ne trouue
quelque homme, ou quelque femme de l'âge de quatre-vingts ans. Il
n'y a pas long-temps, qu'au pays de
Hereford, durant les Ieux Floraux,
on fit vne Danfe compofée de huit
Hómes, l'âge defquels faifoit huit
cens ans, en adjouftant aux vns ce
que les autres fe trouuoient auoir
pardeffus le nombre centenaire.

21.   Dans l'Hofpital de Bethleem, fondé en vn des Faux-bourgs de Lon-
dres, pour l'entretenemét des Fols,
& des Phrenetiques, il s'eft veu
fouuent que la vie de la plufpart
d'entr'eux a efté fort longue.

22.   Quant à l'âge des Fées, & des Dé-
mons aëriens qu'on dit eftre
mortels de Corps, mais de tres-lon-

gue durée, ce que non seulement
la Superstition, & la credulité des
Anciens, mais aussi celle de quelques Modernes, voudroit faire
passer pour veritable, nous le mettons au nombre des Songes, & des
Fables; veu principalement, que ny
la Philosophie, ny la Religion, ne
demeurent point d'accord de cela.
C'est icy toute l'Histoire de la longue vie en l'Homme, au regard des
Indiuidus, ou des choses qui en ap-
prochent le plus. Nous passerons
maintenant par Chapitres aux Obseruations que nous auons à faire
là-dessus.

Il semble que le Declin des Siecles, & ce qui succede à la *Propagation des Hommes, ne diminuent en rien leur longue durée.
Car nous voyons par espreuue que

23.
* ou
proui-
gne-
ment.

depuis le temps de Moyſe iuſques au noſtre, le cours de leur Vie n'a eſté que d'enuiron quatre-vingts ans, & qu'il ne s'eſt point diminué inſenſiblement, comme quelqu'vn pourroit croire. Ce n'eſt pas toutesfois qu'en châque Païs il n'y ait des temps auſquels les hommes viuent plus ou moins; Plus, lors que le ſiecle eſt Barbare; que l'on ſe contente de viure ſimplement, ou qu'on s'addonne aux exercices du Corps, & moins au contraire, en vn temps où la Ciuilité, le Luxe, la Paillardiſe, & l'Oyſiueté regnent d'auantage. Mais toutes ces choſes ont leurs allées & leurs venuës, ſans que la propagation ſerue de rien. Il n'y a point de doute, que le meſme ne ſe faſſe aux Animaux. Car ny les Bœufs, ny les Cheuaux, ny les Bre-

bis, & autres semblables, ne viuent
pas moins en ces derniers Siecles,
qu'aux autres precedents; Et partant il est certain que la Diminutió
de la Vie a esté faite par le Deluge,
& possible qu'elle se peut faire encore par d'autres accidents qui ne
sont pas moindres; comme par des
Inondations particulieres; par de
grands embrasements, par de longues seicheresses, par des tremble-
ments de Terre, & par de semblables euenements. La mesme raison
peut auoir lieu, touchant la grandeur, ou la stature du Corps, qui ne
s'est point diminuée par les années
quoy que Virgile, suiuant l'opinion
commune, ayt deuiné que ceux qui
viendroient apres luy, seroient de
moindre taille que ceux de son
temps: d'où vient que parlant des

Terres labourables d'Emathie &
d'Emone, il dict que le Laboureur,
*Foüillant, sans y penser, dans les vieux
Monumens,*
*S'estonnera d'y voir d'énormes Osse-
mens.*

Car bien qu'autres-fois il y ait eu
des Geants, comme ceux dont
les Corps furent trouuez asseurément en Sicile, & ailleurs dans de
vieux sepulchres, & dans des Cauernes; si est-ce qu'il y a bien prés de
trois mille ans, qu'il ne se descouure
rien de semblable aux mesmes
lieux: & toutesfois cela ne laisse
pas de souffrir encore certaines vi-
cissitudes, par le moyen des Mœurs
& des Coustumes ciuiles, comme la
longue, ou la courte Vie. Ce qui est
d'autant plus digne d'estre remarqué, qu'on croit d'ordinaire, mais

fauſſement, qu'il ſe fait vne perpetuelle Diminution, ſoit de la longueur de la Vie, ſoit de la Grandeur, ou de la Force du Corps, &
que toutes choſes vont de mal en
pis.

Les hommes viuent plus longue- 24.
ment aux pays froids, & Septentrionaux, qu'aux contrées chaudes,
& Meridionales. Ce qui aduient
neceſſairement, de ce que les Corps
Septentrionaux ont les pores plus
ferrez, le Cuir plus ferme, le Suc
moins ayſé à eſtre diſſipé, & les
Eſprits meſmes moins acres pour
conſeruer, & plus faciles à eſtre reparez; Outre que l'Air n'y eſtant
que mediocrement eſchauffé des
rayós du Soleil, y fait vne moindre
diſſipation d'eſprits. Mais ſous la ligne Equinoctiale, où le Soleil paſſe,

& où il y a deux Hyuers & deux
Estez, auec vne plus grande esgalité
entre les espaces des Iours & des
Nuits, les Hommes y viuent aussi
plus long-temps, comme au Perou,
& en la Taprobane, si quelque autre chose n'y apporte de l'empeschement.

25.   Les Insulaires surpassent en durée
les Mediterranéens. Car on ne vit
pas si longuement en Russie qu'aux
Isles Orcades, ny en Afrique, sous
le mesme Parallele, qu'en Canarie, &
aux Terceres. Les Iaponnois de mesme viuent dauantage que les Chi-
nois, quoy que ces derniers soient
passionnez d'vne vie longue, iusques à vne extreme folie : mais on
ne s'estonnera pas de cela, si l'on
considere qu'aux climats froids, le
vent de la mer eschauffe, & qu'aux

pays chauds il raffraichit.

Les Hommes viuent bien plus 26.
d'ordinaire aux lieux esleuez, qu'en
ceux qui font bas ; principalement
si ce ne sont point Montaignes,
mais terres eminantes, à l'esgard
de leur situation vniuerselle, telle
qu'a esté celle d'Arcadie en Grece,
& vne partie de l'Etolie, dont les
Habitans ne mouroient que fort
aagez. On pourroit alleguer le mefme touchant les Montaignes, à cause
de la pureté de l'Air, si sa trop grande subtilité n'auançoit les iours par
accident, c'est à dire, par le moyen
des vapeurs, qui montent en haut,
& s'y resoluent. C'est pourquoy il se
trouue rarement des Personnes de
longue vie, sur les Montaignes su-
iettes à la neige, comme sont les
Alpes, les Pirenées, & l'Appennin.

Au contraire, on voit quantité de vieilles Gens aux Vallées, & dans les Collines. Mais au sommet des Monts de large estenduë, tels que ceux qui sont tournez du costé des Abissins, où à cause de la terre sabloneuse, ne s'esleuent presque point de vapeurs, les personnes y deuiennent fort âgées; si bien que la plußart du temps, & mesme auiourd'huy, elles arriuent à cent années.

27.   Les Marescages des plats-Pays, sont fauorables aux Originaires, & nuisibles aux Estrangers, touchant la longue ou la courte Vie. Ce qui semble d'autant plus admirable, que les lieux marescageux d'eau douce, deuroient estre naturelle-mét plus sains que ceux d'eau salée.

28.   Les Pays particuliers qu'on a te-nus

nus les plus fertiles aux gens de
longue vie sont, l'Arcadie, l'Etolie, les Indes au delà du Gange, le
Bresil, la Taprobane, la grande
Bretagne, & l'Hibernie, auec les
Isles Orcades, & les Hebrides. Car
pour le regard de l'Ethiopie, les
Peuples de laquelle (au rapport
de quelques-vns des Anciens)
prolongeoient bien auant leurs
années; c'est vne Relation fabu-
leuse.

On ne sçauroit donner aucune
raison certaine de la pureté de
l'Air, la plus grande & la plus parfaicte. Tellement qu'elle ne se tire pas tant des Coniectures, & du
Discours, que de l'Experiéce. On
la pourroit prendre d'vn mon-
ceau de laine, qu'on exposeroit à
l'Air durant quelques iours, pour

L

voir à quel point elle en feroit plus ou moins augmétée; ou bien d'vne croufte de pain, plus ou moins auſſi pourrie, & d'autres choſes ſemblables.

30. Non ſeulement la bonté de l'Air, ou ſa pureté, mais encore ſon eſgalité ſert de coniecture à la longueur de la Vie. La diuerſité des Collines & des Valées eſt bien agreable à la veué & aux ſens; Et toutesfois elle eſt ſuſpecte d'auancer les iours des Viuans: Ce qui me fait croire, qu'ils ſe peuuét prolonger dans vn Pays-plat, qui n'eſt ny ſterile, ny ſablonneux, ny tout à fait découuert.

31. L'Inegalité de l'Air, comme nous auons deſia dit, eſt nuiſible à ceux qui y font leur ſejour ordinaire : Mais le Changement, fort

bon à ceux qui voyagent, & qui
l'ont accoustumé. Aussi voit-on
par espreuue, que les grãds Voya-
geurs viuent long-temps; & pareillement ceux qui ne boûgent
de leurs petites Cabanes: Ce qui
procede sans doute, de ce que l'Air
où l'on s'est habitué, consume
moins la personne, au lieu que celui dót l'on chãge souuét, la nourrit, & la refait beaucoup mieux.

Comme la Suitte & le Nombre
des Successions ne seruent de rien,   32.
ainsi qu'il a esté dit, à faire la vie
plus ou moins longue de mesme
la Condition des Parens (à le prendre immediatement, tant du costé
du Pere, que de celuy de la Mere) y
peut sans doute beaucoup ayder.
Car les vns sont engendrez de
personnes vieilles; les autres de

ieunes, ou d'aſſez bon âge; les vns
de Corps bien ſains, les autres de
Valetudinaires; les vns de Peres
ſobres, les autres d'Yuroignes; les
vns le matin, apres le ſommeil, les
autres deuant; les vns apres vne
longue diſcontinuation de Venus, les autres apres vn excez
nuiſible; les vns dans l'ardeur de
l'Amour, comme il arriue ſouuent
aux Baſtards, les autres dans la
moderation & la tiedeur, comme
aux Mariages legitimes. On con-
ſidere les meſmes choſes du coſté
de la Mere; auſquelles on doit adiouſter l'eſtat où elle s'eſt trouuée
durant ſa Groſſeſſe; comme encore ſa diſpoſition, ſa façon de Viure, le temps de ſa portée; enſemble celuy de ſon Accouchement;
& ſi ç'a eſté au neufieſme, ou au

dixiesme mois, ou pluſtoſt. Mais
tout cecy me ſemble d'autāt plus
difficile à reduire en vne Reigle
certaine, touchant la longue Vie,
qu'il ſe peut faire que ce qu'on
croyoit le meilleur, & le plus fauorable, ait vn ſuccez tout contraire.
Car en la Generation, cette vigueur qui fait les Enfans plus ro-
buſtes & plus agiles de Corps, en
ſert moins à la longue Vie, à cauſe
de l'acrimonie, & de la trop grande chaleur des Eſprits. Nous auōs
dit cy-deſſus, que les Enfans qui
tirent d'auantage du Sang de la
Mere en viuent plus long-temps;
& par la meſme raiſon auſſi, nous
eſtimons incōparablement meilleures les choſes moderées; c'eſt à
dire l'Amour du lict conjugal, que
l'illegitime; & pareillement la Ge-

neration qui se fait au matin, ensemble l'estat du Corps, ny trop
replet, ny trop vigoureux, & ainsi
du reste. On doit remarquer encore, que la trop robuste constitution des Parens, leur est plus ad-
uantageuse qu'à leurs Enfans propres, principalement à la Mere.
C'est pourquoy ie ne sçaurois ap-
prouuer le sentiment de Platon,
qui dit que la vertu de la Generation cloche, en ce que les Femmes
ne font pas auecque leurs Maris
les mesmes exercices de Corps &
d'Esprit : ce qui me semble tout
au contraire. Car la distance de la
vertu entre l'Homme & la Femme, est grandemét vtile au Fruict
qu'ils produisent ; ioint que les
Femmes trop delicates n'en font
pas si propres à esleuer leurs En-

fans; non plus que les Nourrices
du mesme temperament. Cela se
verifie par l'exemple des Femmes
de Lacedemone, qui pour ne se
marier point, auant l'âge de vingt
& deux, ou de vingt-cinq ans (à
raison dequoy on les appelloit
Ancliomanes) n'en faisoient pas
des Enfans plus robustes, ny de
plus longue vie que celles de Ro-
me ou d'Athenes, ou de Thebes,
chez lesquelles l'âge nubil estoit
à douze, ou à quatorze ans. Que
s'il y a eu quelque chose d'excellent aux Lacedemoniés, il en faut
plustost attribuer la cause à la fru-
galité de leur Vie, qu'au Mariage
tardif des Femmes. L'Experience
nous apprend encore, qu'il y a certaines Races, que la Nature rend
signalées par la longueur de leur

Vie, qui est aussi bien hereditaire que les Maladies.

33. Ceux qui ont les Cheueux blonds, la peau blanche, & le teint du visage * de mesme, viuent moins que les Bazanez, ny que les Rousseaux, & que ceux qui sont tâchetez de lentilles. Le teint trop vermeil en la Ieunesse, & la Chair mollasse, sont des signes d'vne courte Vie; La paleur au contraire, & le Cuir dur, en designe vne longue; Ce qui ne s'entend pas neantmoins d'vne peau trop espaisse, comme celle de l'Oye, qui est spongieuse de sa nature; mais d'vne peau dure, & resserrée tout ensemble. La mesme obseruation se doit faire d'vn Front ridé, qui promet aussi vn âge de plus longue durée, que celuy qui ne l'est pas.

Les Cheueux heriſſez & rudes, 34.
marquent pareillement vne plus
longue Vie que ceux qui ſont
mols; & les creſpez de meſme, s'il
y a de la rudeſſe; mais le contraire,
s'ils ſont mols, luiſans, & liſſez;
comme encore, ſi la friſure en eſt
pluſtoſt eſpaiſſe, que claire, & lar-
gement eſpanduë par pluſieurs
anneaux.

Deuenir Chauue, pluſtoſt, ou 35.
plus tard, eſt vne choſe comme
indifferente; veu qu'il s'eſt trouué
pluſieurs Chauues de longues années. Le meſme ſe doit entendre
de ceux qui blanchiſſent auant le
temps; bien que communément
cela ſoit vn ſigne de Vieilleſſe. Ce
qui n'empeſche point que beaucoup de gens, auſquels telle choſe arriue, ne viuent pas plus qu'à

l'ordinaire. Que si quelqu'vn blá-
chit auant l'âge, sans toutesfois
deuenir Chauue, c'est vne marque
de longue Vie; & du contraire, s'il
est Blanc & Chauue tout ensemble.

36.   Auoir les parties d'en haut ve-
luës, est vn indice d'vne plus courte Durée; C'est à dire que ceux qui
ont l'Estomach velu, viuét moins
que ces autres, dont les parties
d'embas, comme les Cuisses, & les
Iambes, sont pleines de poil.

37.   La grandeur de la Taille, si elle
n'est excessiue, & si elle se rencontre en vn Corps bien fait, qui ne
soit pas si gresle, & qui ayt de la
Disposition, presage vne longue
vie. Au contraire, les Hommes de
petite taille, viuent plus long-téps,
s'ils sont moins dispos; & s'ils ont

l'Action plus lente, & plus tar-
diue.

En la proportion du Corps, 38.
ceux qui l'ont vn peu court, & les
Iambes lõgues, ne meurent pas si
tost que ces autres, dont la Composition est tout à fait differente
de celle-cy: pareillement, les Personnes qui sont larges par le bas,
& retressies par le haut, durent
moins que celles qui sont tout autrement formées.

La Maigreur accompagnée de 39.
Mouuemens moderez, calmes, &
faciles; & la repletion en vn Corps
où la Cholere, la Vehemence, &
l'Opiniastreté se trouuent iointes
ensemble, sont des coniectures à
l'Homme, de voir ses Iours pro-
longez, pourùeu que ce ne soit pas
en la Ieunesse; mais en la Vieillesse,

c'eſt vne choſe plus indifferente.

40 Croiſtre long-temps, & peu à peu, eſt vn preſage d'vne longue vie, ſoit que la taille deuienne mediocre, ou fort grande; Comme au contraire, croiſtre tout à coup exceſſiuement, eſt vn mauuais Signe; & vn moindre mal, quand on en demeure à vne petite taille.

41. La Chair ferme, le Corps plein de Muſcles & de Nerfs, la partie de derriere petite, telle à peu prés qu'il faut qu'elle ſoit pour s'aſſeoir, & les Veines vn peu émi-nentes, marquent vne longue vie, & le contraire, vne courte.

42. La Teſte groſſe, ou petite, ſelon la proportiõ du Corps; le Col me-diocre, c'eſt à dire, ny trop lõg, ny trop court, ny trop gras, ny trop maigre, & comme enté dans les

Espaules; les Narines ouuertes, de
quelque figure que soit le Nez; la
Bouche large, l'Oreille cartilagi-
neuse, non charnuë; & les Dents
fortes, & serrées, sans estre ny petites, ny claires, fõt esperer qu'on
viura long-temps; & encore plus,
s'il vient quelqueDent nouuelle à
vne personne qui soit desia auan-
cée en âge.

L'Estomach large, sans estre
esleué; les Espaules vn peu hautes, & comme l'on dit commu-
némenr, voûtées; le Ventre plat;
la Main large, & dont le dedans
n'ait pas beaucoup de lineamens;
le Pied petit, & vn peu rond: & les
Cuisses mediocrement charnuës,
sont comme des Pronosticqs du
long âge de l'Homme.

Les yeux assez grands; les Sens 44

moins aigus; le Poulx vn peu lent
en la Ieunesse, & vn peu viste sur
le penchant de l'Age; la facile retention de l'Aleine, durant plusieurs momens, & le Ventre sec,
quand on est Ieune, & Humide,
au declin de l'Age, sont pareillement des marques de longue Vie,
que l'on tient pour vray semblables.

45.　　Quant au temps de la Natiuité, on n'a rien obserué qui soit digne de memoire, touchant le Prolongement de la Vie, horsmis ce
qui regarde l'Astrologie, que nous
auons renuoyé à nos remarques
particulieres. Les Enfans de huit
mois, ne sont ny de longue ny de
courte vie, c'est à dire, ils ne tardent gueres à mourir. Mais ceux
qui venus au Monde en Hyuer, y

demeurent plus long-temps.

La Sobrieté, c'est à dire la Die- 46.
te, ou Pythagorique, ou Monasti-
que, obseruée selon les Reigles les
plus estroites, ou extrememenent es-
galé, comme fut celle de Cornare, semble côtribuer beaucoup au
prolongemét de nos iours. Ce qui
n'empesche pas que parmy ceux
qui n'obseruent aucun Regime,
& qui font mesme des excez, soit à
manger, soit à boire, il ne s'en
trouue plusieurs qui viuent long-
temps. Aussi est il vray qu'encore
que la Diete moderée soit fort ap-
prouuée, & quelle serue beaucoup
à la santé; si est-ce que la Vie n'en
est gueres prológée. La raison est,
pource que telle Diete austere, engendre peu d'esprits & peu vigoureux; d'où vient qu'elle consume

moins; Mais quant à la bonne chere, comme elle contribuë plus à la
Nourriture; aussi est elle cause que
les Esprits en sont mieux reparez;
au lieu que la mediocre ne fait ny
l'vn ny l'autre. Car où les extremitez sont nuisibles, le Milieu est
tres-bon. Comme au contraire,
où les Extremitez sont proffita-
bles, le Milieu n'y sert presque de
rien. Or à cette Diete fort estroi-
te les Vejlles sont grandement vtiles, dautant qu'elles empeschent
que la petite quantité d'Esprits ne
soit opprimée par le trop grand
Sommeil. A quoy l'on peut ioindre encore l'exercice moderé, afin
qu'il ne se fasse vne entiere Resolution des mesmes Esprits; & pa-
rillement l'Abstinence de Venus,
de crainte qu'ils ne soient espui-
sez.

sez. Mais à la bonne chere côuien-
nent, au côtraire, le lôg Dormir, le
frequent Exercice, & l'vsage moderé d'vn Accouplement legitime. Pour ce qui est des Bains, des
Linimés, & des Parfums, dont l'v-
sage n'est pas d'auiourd'huy, ils
me semblent plus propres aux Delices de la Vie, qu'à estendre ses
bornes. Mais nous parlerons plus
exactement de toutes ces Choses,
quand nous serons venus à la recherche qui s'en doit faire selon
nos Intentions.   Cependant ne
mesprisons pas l'opinion de Cel-
sus, Medecin non seulement Do-
cte, mais bien aduisé; qui approuue de faire alternatiuement, &
Diete, & Desbauche, en penchant
neantmoins du costé le plus fauorable; C'est à dire, qu'il faut tans

toſt s'accouſtumer aux Veilles, &
tantoſt au Sommeil; mais plus ſouuent à ce dernier; tantoſt ieuſner,
tantoſt faire bonne Chere; tantoſt
s'appliquer auec ardeur aux grandes contentions d'Eſprit; tantoſt
prendre du relâche, & c'eſt icy le
meilleur ce me ſemble. Quoy
qu'il en ſoit neantmoins, apres
auoir conſideré toutes ces choſes,
ie n'en trouue point de plus vtile à
l'augmentatió de nos années, qu'v-
ne Diette bien reglée; & ie ne penſe pas parmy les plus vieux, en
auoir trouué iamais vn ſeul, qui
n'ait obſerué quelque choſe de
particulier, en ſa façon de viure
ordinaire. Ie me ſouuiens à ce propos, qu'vn bon Vieillard aagé de
plus de cent ans; ſe voyant ſcité,
pour dire ce qu'il ſçauoit d'vn

ancien Reglement dont il s'a-
gissoit alors ; Et apres le tesmoignage par luy rendu , Enquis familierement par le Iuge de ce
qu'il auoit fait dans le Monde,
pour y estre si long-temps, luy dit
ce bon mot, dont l'Assemblée qui
ne s'attendoit à rien moins , ne
pût s'empescher de rire; *Mon Re-*
gime a tousiours esté de Manger
auant la Faim, & de Boire auant la
Soif.

Vne Vie Religieuse, & dont les 47.
Occupatiõs sont toutes Sainctes,
semble n'estre pas aussi de peu
d'importance à retarder la Mort.
Dans ce haut genre de Vie se rencontrent auec vn contentement
solide, vn honneste Repos, ioint
à la Contemplation des merueilles du Ciel; Comme encore des

Ioyes extraordinaires, qui font détachées de toute fenfualité; Et pareillement des Efperances nobles, des craintes falutaires, des Trifteffes agreables, & en vn mot des renouuellemens continuels, qui fe font par vne exacte Obferuation des Commandemens Diuins, accompagnée d'Expiations, & de Penitences vtiles à l'Ame, & qui feruent auffi beaucoup au Corps, pour en rendre la Durée plus grande. A toutes lefquelles chofes, s'il aduient que fe trouue iointe vne Diete auftere, qui endurciffe la Maffe Corporelle; & qui humilie l'Efprit; ce ne fera pas merueille fi de là s'enfuit vne longue Vie, comme fut celle de Paul l'Hermite; de Simeon Stilite, qui fe mortifioit fur vne Colomne, & de plufieurs

autres bons Religieux, qui se des-
roboient de la foule du Monde,
pour aller finir leurs Iours dans la
Solitude.

De cette façon de Viure n'est 48.
pas beaucoup esloignée celle de la
pluspart des Hommes de Lettres;
Grammairiens, Orateurs, Philosophes, & autres semblables. Ils
trouuent vn Repos agreable dans
leurs Colleges, & s'entretiennent
de Pensées, qui pour n'auoir rien
de commun auec le traccas du
Monde, ne les rongent d'aucun
chagrin, mais les comblent d'vn
honeste plaisir, par la diuersité des
Suiets, dont ils s'entretiennent
d'ordinaire. D'ailleurs ce ne leur
est pas vn petit aduantage de n'a-
uoir personne qui les controolle;
de partager le temps comme ils

M iij

veulent, & de le passer en instrui-
sant la Ieunesse, qui n'engendre
pour l'ordinaire aucune melancholie. Mais pour le regard des
Philosophes, comme ils sont de
Secte differante ; aussi est-il vray
qu'en leur Vie il y a plus ou
moins diuersité de Durée. Car
cette Philosophie, qui tient vn
peu de la Superstition, & des
Contemplations les plus hautes,
comme celle de Platon & de Pythagore, ne me semble pas mal
propre à l'accroissement des années ; non plus que cette autre,
dont les Professeurs s'adonnoient
anciennement à pourmener leur
Esprit dans la vaste estenduë des
choses du monde, & passoient
mesme bien plus auant. Car dé-
tachant leurs pensées des basses-

ses de la Terre, ils n'en auoient
que de hautes; & de magnanimes, du Ciel, des Astres, de l'Infiny, des Vertus Heroïques, &
ainsi du reste; Comme, Democrite, Philolaüs, & Xenophanes,
entre les Stoïciens & les Astro-
logues. A cette mesme fin de
retarder les Approches de la
Mort, contribuent encore beaucoup les Speculations vn peu profondes, sans s'égarer pourtant, ny
du Sens commun, ny des opiniõs
des jà receuës. Car au lieu d'en
faire des Recherches trop rigoureuses, & trop exactes, il me semble plus à propos d'en disputer
agreablement, à l'imitation de
Carneades, des Grammairiens,
des Rhetoriciens, & generalement de tous ceux de l'Academie.

M iiij

Au côtraire, ces Philosophes trop pointilleux, qui se mettent à la gesne, à force de raffiner les matieres; qui ne disent rien, sans l'auoir auparauant pesé, suiuant l'esgalité des Principes ; & les raisonnemens desquels sont plus espineux & plus seueres qu'il ne faudroit, comme ceux de la pluspart des Peripateticiens, & des Scolastiques, ne font ce me semble qu'aduancer leurs iours, à force de Disputes, & de Contrastes inutiles.

42. La Vie Champestre fait pareillement estre long-temps dans le Monde, ceux qui la cultiuent Car outre qu'ils iouyssent en toute liberté d'vn Air pur, ils sont tousiours en Action ; Ennemis de la faineantise, exempts de soucys, &

d'enuie, s'entretenant la pluspart
de viandes qu'ils prennent chez
eux, sans les achetter.

Ie n'ay pas aussi moins bonne   50.
opinion de la Vie Soldatesque, sur
tout si l'on commence de s'y
adonner en ieunesse. Et à vray
dire, diuers Capitaines fort ag-
guerris, comme Coruin, Camil-
le, Xenophon, Agesilaus, &
quantité d'autres, Anciens, & Modernes, ont vescu long-temps;
Ce qui arriue communement à
ceux qui dés leurs premieres années tournent le trauail en Habitude. D'où il s'ensuit que tout leur
succedant de mieux en mieux, ce
que la fatigue a de plus amer se
change en douceur, sur le declin
de leur Aage. Il me semble encore que cette noble Hardiesse, ces

Contentions glorieuſes , & ces efforts magnanimes, qu'inſpire dans l'Ame des Guerriers l'Eſperance de la Victoire, ſeruent grandement à prolonger leurs iours, pource qu'en réchaufant leurs Eſprits, ils augmentent & fortifient en eux la Chaleur naturelle.

MEDICAMENS propres à prolonger la Vie.

Sur l'Art. 10.

Liaiſon.

LA Medecine ordinaire n'a preſque point d'autre objet que la Conſeruation de la Santé, & la Gueriſon des Maladies, ſans ſe mettre beaucoup en peine de ce qui regarde le prolongement de

la Vie. Dequoy neantmoins
nous ne laisserons pas de faire
mention, & de rapporter icy
les Medicamens les plus remarquables, & les plus propres par
consequent à cette fin là, communement appellez Cordiaques.
Car il y a grãde apparence, que
les Remedes qui dans les Cu-
res qu'on entreprend, pre-
seruent le Cœur, & ce qui est
encore plus vray-semblable,
fortifient les Esprits contre les
venins, & les Maladies; donnez auec choix & Iugement,
faisant obseruer vn bon Regime de viure, peuuent proffiter beaucoup à la Durée des
Hommes.   A raison dequoy

nous deduirons ces *Medica-*
mens, non pas en confusion,
comme c'est l'ordinaire, mais
par vne maniere d'Extraict
de ce que nous y trouuerons de
meilleur.

1. L'Or se distribue en trois façons
diuerses; ou Potable, comme on
l'appelle, ou esteint dans le Vin,
ou en Substance, c'est à dire en
fueille, en Chaux, en limaille, &c.
Quant à l'Or potable, l'vsage s'est
introduit depuis peu de l'ordonner dans les grandes Maladies, ou
qui sont desesperées, auec vn succez qui n'est pas à mespriser. C'est
pourtant mon opinion, que l'Esprit du Sel, par qui on le dissout,
produit cét effet, plutost que l'Or
mesme. Que si on pouuoit l'ex-

traire sans Eaux Corrosiues, ou
qui fussent telles en effect, pourueu que la qualité veneneuse en
fut dehors, & qu'on les lauat
bien en suitte, ce ne seroit pas, à
mon aduis, vne chose inutile.

    L'on vse de Perles, ou en pou-   2.
dre imperceptible, ou en Amal-
game, les faisant dissoudre dans le
jus des Citron, les plus aigres &
les plus nouueaux. On les prend
encore; tantost en liqueur, tantost
en des Confections Aromatiques.
Où il est à remarquer, qu'asseurément la Perle a beaucoup d'affinité auecque la Conque, où elle est
enclose, & qu'il s'en faut peu qu'elle n'ait les mesmes qualitez qu'ont
les Escailles, dont la Nature a
couuert les Escreuices des Riuieres.

3. Les plus Cordiales de toutes les Pierres fines & tranſparantes, ſont l'Emeraude, & la Hyacinte; qui ſe donnent de meſme façon que les Perles, ſi ce n'eſt qu'on ne les fait point diſſoudre, du moins ie ne penſe pas que cela ſoit en vſage. Quant à ces auttes, qui pour eſtre Diaphanes, ne laiſſant pas d'auoir ie ne ſçay quoy de rude & de mordiquant, elles me ſemblent ſuſpectes dans les Medica-mens. Mais nous rapporterons cy-apres, comment, & ſous quelles conditions, l'on ſe peut ſeruir des choſes que nous venons de dire.

4. La Vertu ſpecifique de la Pierre de Beſoüart, me ſemble deuoir eſtre aprouuée, pource qu'elle recrée les Eſprits, & qu'auec cela

elle prouoque vne Sueur douce.
Quant à la Corne de Licorne, elle
est beaucoup decheuë de son estime, & ne laisse pas toutesfois d'e-
stre admise dans le mesme degré
de l'Iuoire, de la Corne de Cerf,
& de l'Os qu'on luy trouue dans
le Cœur.

L'Ambre-gris est excellent,
pour adoucir & fortifier les Esprits. Surquoy il ne me reste plus
rien qu'à mettre icy maintenant
les Noms des Simples, qui ont des
qualitez, ou Chaudes, ou Froides,
Car pour leurs Vertus, il est indubitable, qu'elles sont assez con-
nuës.

Choses Chaudes.	Choses Froides.
Saffran.	Nitre.
Fueille d'Inde.	Rose.
Escorce de Citron.	Violette.
Melisse.	Framboise.
Ocymum. *	Fraise.
Cloux de Girofle.	Jus de limons doux.
Fleurs d'Orange.	Ius d'Oranges douces.
Rosmarin.	Ius de Pommes odorantes.
Mente.	Bourrache.
Bethoine.	Buglose.
Chardon-benist.	Pimpernelle.
	Sandal.
	Camphre.

*cŏmunément, Dragées aux Cheuaux.

Aduertissemét.

Or estant icy question de choses, qui peuuent estre tournées en Diete, ou prises en la faisant, vous serez aduerty que ces Eaux ardantes, & ces Huyles

Huyles Chymiques, qui pour estre
sous la Planette de Mars, (comme
dict vn des plus grands Conteurs
de son Siecle) ont vne force si furieuse,
qu'elle est capable de tout gaster, comme encore les Drogues trop acres, &
les Espiceries trop mordicantes, doiuent estre entierement rejettées. Car
il est bien plus à propos ce me semble,
de voir par quel moyen, de ces choses
que nous venons de nömer, d'on pourra tirer des Eaux & des liqueurs pur-
gées de tout phlegme, & qui ne soient
ny bruslantes ny Corrosiues, comme
l'Esprit de Vin, mais plus temperées,
& neantmoins viues, et d'où s'exhale vne Vapeur benigne.

Ie ne vous puis asseurer au reste,
que la frequente seignée prolonge la
Vie, si ce n'est que se tournant en habitude, elle s'accömode au tempera-

N

ment de ceux qui en vſent. Car il eſt
à croire qu'elle chaſſe du Corps le
vieux ſuc, pour y en mettre vn tout
nouueau.

Pour cette meſme raiſon encore, il
me ſemble que certaines Maladies, qui
amaigriſſent le Corps, eſtant bien gue-
ries, le font durer dauantage; pource
qu'ayant conſumé les mauuais ſucs,
elles font ſucceder les bons à leur place;
d'où il s'enſuit que le Corps ſe renouuelle par ce moyen; puiſque, comme di-
ſoit vn Ancien, l'Homme râjeunit, à
meſure qu'il recouure ſanté; Et partant il eſt comme neceſſaire aſſez ſou-
uĕt, de faire naître ſur tout aux Corps
Cacochimes, & trop replets, certaines Maladies, qu'on peut appeller ar-
tificielles, pource qu'elles ſont cauſées
par l'auſterité des Dietes, qu'on fait à
deſſein, & pour le mieux, comme nous
le monſtrerons cy-apres.

INTENTIONS.

OR apres que nous aurons
acheué la Recherche, tou-
chant les Sujets des Corps inanimez, Vegetaux, & Ani-
maux, mais sur tout de l'Homme en particulier, nous viendrons à les considerer de plus
prés; & diuiserons cette Per-
quisition en Intentions vrayes,
& propres du moins selō nostre
Aduis, & qui seront comme
les sentiers de cette Vie mortelle. Car iusques icy l'on n'a fait
là dessus aucune recherche qui
vaille, ny rien pensé qui puisse
estre proffitable. Pour moy lors

que i'entens parler certains
Hommes des moyens de fortifier la Chaleur Naturelle, &
l'Humeur Radicale; Des Alimens qui engendrent vn sang
loüable, qui n'est ny bruslé, ny
flegmatique; & en suitte de cela des moyens de refaire, de fo-
menter, & de resiouïr les Esprits; I'aduoüe qu'en leur Discours ils tesmoignent d'estre ha-
biles gens; & neantmoins ie
n'en suis pas satisfait, dautant
qu'en tout ce qu'ils disent il n'y
a rien d'assez puissant, pour
conduire à la fin dont il est icy
question. Mais dailleurs ie me
trouue fort embarrassé par le
recit qu'il me semble ouyr des

Medecines où il entre de l'or,
pource dit on que l'or n'est point
suiet à se corrompre, & pareillement des perles, pour refaire
les Esprits, à cause de leurs proprietez occultes, & de leur lu-
stre esclattant. Ie ne m'estonne
pas moins encore de ce qu'ils al-
leguent que si les BAUMES, & les
Quintessences des Animaux
pouuoient estre receus, & retenus dans des Vases ils donne-
roient aux Hommes vne or-
gueilleuse esperance d'Immor-
talités. Que la Chair des Serpens & des Cerfs par ie ne sçay
quelle simpatie, a la force de
faire rajeunir les persõnes, dau-
tãt que l'vn change de peau, &

l'autre de Rameures ; à quoy
ils deuoient encore adiouster la
chair de l'Aigle, pource qu'elle
change aussi de Bec ; Qu'vn
Homme ayant trouué sous la
terre vn certain Onguent dont
il se frotta tout le Corps, la
Plante des pieds exceptée, vescut trois cens ans tous entiers,
exempt de toute maladie, horsmis d'vne enfleure, qui luy ve-
noit de temps en temps au dessous des pieds, Que le Philosophe Artefius sentant defaillir
ses Esprits, trouua moyen d'attirer à soy ceux d'vn ieune Hõ-
me robuste, par où luy ayant
côme destaché l'Ame du Corps,
il vescut plusieurs années de

ces Esprits empruntez. A toutes lesquelles choses ie pourrois
ioindre ce qu'ils nous comptent
des Heures fortunées, selon les
diuerses positions du Ciel, sous
qui les Medecines doiuent estre
composées, pour prolonger la
Vie. Et pareillement des Talis-
mans, ou Seaux des Planettes,
par le moyen desquels ils veulent qu'on puisse attirer d'en
haut pour le mesme effet leurs
Influances les plus benignes,
sans y comprendre plusieurs
impertinences semblables toutes fabuleuses, & pleines de
superstition. Mais i'aurois
mauuaise grace de m'amuser à
ces Bagatelles, qui sont cepen-

dant que ie m'estonne bien fort
qu'il y ayt des Hommes si dé-
pourueus d'Esprit, que d'y adiouster foy, & que i'ay pitié du
Genre humain, dont le Destin
est si malheureux, que de s'attacher à des Recherches extraua-
gantes & tout à fait inutiles. Il
n'en sera pas de mesme de nos
Intentions. Au contraire, nous
sommes bien asseurez qu'autāt
qu'elles approcheront du But
proposé, autant se trouueront
elles esloignées de ces belles Fables, dont nous venons de parler; Car en effet elles seront tol-
les, qu'il est à croire que ceux
qui viendrōt apres nous, pour-
ront bien faire quelques Re-

marques qui se rapportent à ces
mesmes Intentions, mais non
pas y adiouster que fort peu de
choses.

Ces Obseruations sont en petit nombre; mais de si grande
importance, qu'il est à propos
que vous en soyez aduertis.

Premierement nous sommes
de cette opinion, que les Deuoirs de la Vie sont preferables
à la Vie mesme. C'est pourquoy
quand il y auroit quelque chose qui pût respondre exactement
à nos Intentions, & qui choc-
quast neantmoins les fonctions
de la Vie, où qui leur seruit
d'Obstacle; Nous entendons
qu'en tel cas on la rejette, &

qu'elle soit tenuë pour condam-
née. Ce n'est pas pourtant qu'il
soit incompatible qu'en nostre
Discours nous ne fassions mention de cecy; mais ce n'est qu'en
passant, & sans nous y arrester
en aucune sorte: Car nostre dessein n'est pas de faire vn Recit
exact & serieux de la maniere
de passer sa vie, comme Epi-
menidés, dans quelque Cauerne, où les rayons du Soleil, &
les injures de l'Air ne puissent
penetrer; ou de demeurer per-
petuellement dans des Bains
preparez auec ie ne sçay quelles liqueurs exquises; ou de se
tenir le Corps enueloppé de
fourrures, & d'y appliquer

tant de Cerats, qu'il en soit tousiours couuert; & comme enfermé dans vne Boëte; ou de
se le plastrer à la façon de quelques Barbares; ou de prescrire
vn Regime si ponctuel, qu'il
n'ait pour but que de retarder
la Mort; tel qu'estoit celuy
d'Herodicus, chez les Anciens,
& tel qu'a esté de nostre temps
celuy du Venitien Cornare,
(mais auec vne moderation
beaucoup plus grande) ou d'v-
ser d'autres semblables façons
de viure, du tout estranges, &
incommodes au dernier point.
Au contraire, les Conseils, &
les Remedes que nous pretendons donner là dessus, seront

tels, qu'ils n'empescheront nullement les Deuoirs de la Vie,
& ne se trouueront ny si longs,
ny si difficiles à estre mis en
pratique.

En second lieu, nous aduer-
tissons cette maniere de Gens,
de ne point s'alembiquer l'E-
sprit apres des Curiositez de
neant, & de ne se persuader
pas, qu'vn si grand Ouurage,
comme est celuy de retarder, &
faire rebrousser le cours de la
Nature, qui est si puissante, dépende de quelque Potion prise
au matin, ou de l'vsage de
quelque pretieuse Medecine;
Mais qu'ils tiennent pour asseuré que cette besoigne n'est pas

vn petit Chef-d'œuure, qu'il eſt
extremement difficile d'en venir à bout, & que pluſieurs Remedes, bien & conuenable-
ment meſlez enſemble, entrent
en ſa Compoſition. Car il ne
faut pas qu'aucun ſoit ſi ſtupi-
de, que de croire qu'vne choſe
qui n'a iamais eſté faite ſe puiſſe faire autrement que par des
moyens dont on ne s'eſt point
encore ſeruy.

En troiſieſme lieu, nous ad-
uoüons franchement de n'auoir
iamais eſpreuué pluſieurs choſes, que nous deſirons de propoſer icy. Car comme ce n'eſt pas
la noſtre profeſſion, tout ce que
nous pouuons dire, eſt que nous

les auons tirées d'vn Raison-
nement assez profond, appuyé
sur diuers Principes, & Hyp-
potheses, dont nous inserons les
vns dans nos Escrits, & rete-
nons les autres dans nostre Esprit ; de sorte qu'ils semblent
auoir esté pris, & arrachez de
la Roche, & des Minieres de
la Nature mesme. Toutesfois
s'agissāt icy du Corps humain,
qui est, comme dit la Saincte
Escriture, de plus grand prix que
le Vestement, nous employerons
tous les soings imaginables,
pour ordonner des Remedes,
qui ne soient point nuisibles, du
moins en cas qu'ils se trouuent
inutiles.

Quatriesmement, nous de-
sirons qu'on prenne bien garde,
Que les mesmes choses qui sont
vtiles à la Santé, ne seruent
pas tousiours à prolõger le tẽps
de la Mort. Car il y en a plusieurs qui rendent, & les Esprits plus vifs, & leurs fonctions bien plus fortes, qui
neantmoins abregent la Vie.
Cõme au cõtraire il s'en trouue beaucoup d'autres de grãde
efficace à prolonger les iours
des Viuans: mais c'est au preiudice de leur santé, si ce n'est
qu'on y remedie par quelque
Moyen qui serue de Correctif:
Dequoy nous n'oublierons pas
de donner des Aduertissemens,

selon que l'occurrence le re-
querra.

En dernier lieu, nous auons
trouué bon de proposer diuers
Remedes, suiuãt châque Intention, & d'en laisser au Lecteur
le Choix & l'Ordre. Car pour
le regard des Choses qui con-
uiennent particulierement, soit
aux differentes constitutions
des Corps, soit à la diuersité
des Conditions, & des Aages
de la Vie ; de vouloir prescrire
comme quoy doiuent estre prises les vnes apres les autres, &
comment il en faut vser; Outre
que la deduction en seroit trop
longue, il y auroit de l'imper-
tinence à les publier.

Nous

Nous auons proposé dans nos Topiques trois sortes d'intentions, qui sont les moyens d'empescher la Consomption, de Perfectioner la Reparation, & de renouueller la Vieillesse. Mais puisque ce que nous auõs à dire, ne doit point s'estendre en paroles superfluës, nous rapporterons ces trois intentions à dix Operations.

La premiere Operation regarde le Rajeunissement des Esprits.

La seconde, l'Exclusion de l'Air.

La troisiesme, le Sang, & la Chaleur qui le fait.

La quatriesme, les sucs du Corps.

O

5. La cinquiesme, les Visceres, pour la Distribution de
l'Aliment.

6. La sixiesme, les parties exterieures, pour l'Attraction de
la Nourriture.

7. La septiesme, l'Aliment
mesme, pour la maniere dont
il s'insinuë aux parties.

8. La huictiesme, le dernier
Acte de l'Assimilation

9. La neufiesme, l'Attendrissement, & l'Humectation des
parties, apres qu'elles ont commencé à se dessecher

10. La dixiesme, la Purgation
du vieux Suc, & la Substitu-
tion du nouueau.

Les quatre premieres de ces

Operations appartiennent à la premiere Intention; les quatre suiuantes à la seconde, & les deux dernieres à la troisiesme.

Mais puisque cette partie, qui traitte des Intentions, regarde la Pratique sous le nom d'Histoire: nous n'y meslerons pas seulement des Experiences & des Obseruations, mais aussi des Conseils, des Remedes, des Interpretations des Causes, & finalement tout ce qui s'y peut rapporter à peu prés.

OPERATION

SVR LES ESPRITS;

Pour les conseruer en leur Vi-
gueur, les Renouueller,
& les Rajeunir.

I.

HISTOIRE.

1.   **L**ES Esprits sont comme les Artisans & les Ouuriers de tout ce qui se fait dans les Corps. Ce qui est manifesté & confirmé par le Consentement vniuersel, & par vne infinité d'Instances.

2.   Si quelqu'vn pouuoit rendre les Esprits dans vn vieux Corps,

tels qu'ils sont dans vn ieune; c'est
à dire, les remettre en leur premiere Vigueur; il est certain qu'il
feroit que cette grande Rouë feroit tourner toutes les autres
moindres, & rebrousser son cours
à la Nature.

En toute Consommation qui 3.
se fait, soit par le Feu, soit par l'A-
ge, tant plus la Chaleur, ou l'Esprit de quelque Corps que ce soit,
consume de l'Humeur radicale,
tant plus elle diminuë de la Durée
de ce mesme Corps; comme l'experience le fait voir en toutes fortes de Choses.

Les Esprits doiuent estre re-
duits vn tel Temperament, &
Degré d'Actiuité, qu'ils puissent,
non pas boire, & aualer tout à
coup, mais peu à peu les sucs du
Corps.   O iij

5. Il y a deux fortes de Flammes,
l'vne defquelles acre, & violente,
diffipe les chofes les plus fubtiles,
& n'a pas beaucoup de prife fur
les folides, comme la flamme du
Chaume, ou des raclures de bois,
au lieu que l'autre forte & con-
ftante agit puiffamment fur les
chofes dures & difficiles à eftre
conferuées, comme eft celle du
gros bois, & ainfi du refte.

6. Les Flammes acres & toutesfois
moins robuftes, deffeichent les
Corps, en oftent le fuc, & les attenuent mais les plus fortes les at-
tendriffent en les faifant comme
écouler & fondre en fuëur. Il fe remarque mefme qu'entre les Medicamens qui diffipent, il y en a
qui ne font exhaler des Humeurs
que ce qui s'y rencontre de plus

subtil, si bien que de cette sorte ils les endurcissent; & d'autres qui dissipent puissamment ce qu'il y a de plus grossier, d'où il s'ensuit qu'ils les ramolissent.

Pareillement, entre les Reme- 8.
des purgatifs, & les Abstergeans, il y en a qui emportent les choses fluides, & quelques autres aussi qui entrainent ce qui est de plus visqueux & de plus opiniastre.

Les Esprits doiuent estre forti- 9.
fiez & comme munis d'vne telle Chaleur, qu'ils puissent plustost arracher ce qui est de dur & d'o-bstiné, qu'enleuer & mettre dehors ce qu'ils trouuent de subtil & de preparé. Car de cette sorte le Corps deuient plus robuste, & plus vigoureux.

Il faut rendre souples les Esprits,

& les reduire à tel poinct, qu'ils
soient d'vne substance espaisse &
solide; d'vne Chaleur opiniastre,
sans qu'elle soit acre; & en telle
quantité, qu'elle suffise aux Fonctions de la Vie; qu'on empesche
encore s'il est possible, qu'ils ne
soient ny excessifs, ny bouffis, ny
variables, & inesgaux non plus,
mais tousiours temperez & reglez
esgalement en leurs mouuemens.

11.　　Il est manifeste aussi que les
Vapeurs qui viennent du sommeil, & de l'Yueresse, des Passions de Ioye ou de Melancolie, &
celles qui s'exhalent des bonnes
odeurs, l'vsage desquelles est ordinaire dans les langueurs, & les defaillances, fortifient les Esprits, &
les reünissent, estant dissipez.

12.　　　Les Esprits sont espaissis & con-

densez par quatre diuerses manieres, qui sont, Chasser, Refroidir,
Adoucir, & Appaiser. Nous parlerons premierement de la Condensation qui s'en fait par la
fuitte.

13. Il est indubitable que ce qui
chasse de tous costez, fait retirer
le Corps en son centre, & qu'il
Condense ainsi les Esprits.

14. Pour ce mesme effet, ie trouue
de tres-grande efficace l'*Opium*,
les *Opiates*, & generalement tout
ce qui assoupit.

15. La vertu de l'Opium est grandement propre à la Condensation
des Esprits. Car il n'en faut que
trois grains, pour les ramasser de
telle sorte, qu'ils ne reuiennent
point, estant comme suffoquez, &
rendus immobiles.

16.   L'Opium & les autres Narcotiques ne diſſipent point les Eſprits à cauſe de leur grande Froideur, (Car ils ſont ſans aucune doute naturellement chaudes) mais ils les refroidiſſent pluſtoſt par Accident à cauſe de cette Diſſipation qu'ils en font.

17.   Cela ſe voit clairement par l'application exterieure de ces Opiates, & de ces Drogues. Car elle fait que les Eſprits ſe retirent auſſi-toſt de la partie où elles ſont miſes, & qu'ils n'y veulent plus retourner; D'où il s'enſuit qu'elle deuient morte, & par conſequent diſpoſée à la Gangrene.

Les Opiates appaiſent les grandes Douleurs de la Pierre, & celles des Membres quand on les coupe. Ce qui n'aduient que pour la Retraicte que font alors les Esprits.

Elles produisent ainsi vn bon 18. effet d'vne mauuaise Cause. Car la fuite des Esprits est mauuaise; mais la Condensation qu'elle fait est bonne.

Les Grecs ont creü que les Opia-19. tes seruoient grandement à la San-té, & à la longueur de la Vie; mais encore plus les Arabes. Car en la plus grande de leurs Composi-tions qu'ils appellent *les Mains des Dieux*, ils mettent l'Opium pour Base & pour principal Ingre-dient en y meslant pour Correctif de ce qu'il a de mauuais & de nuy-sible, la Theriaque, le Mithridat, &c.

Tout ce dequoy l'on se sert heu-21. reusement en la Cure des Maladies Contagieuses & malignes, pour

220 HISTOIRE DE LA VIE,

arrester les Esprits, & les tenir en bride, de peur qu'ils ne se meuuent & ne se dissipent, sert de mesme à prolonger la Vie; & cela se fait par la Condensation des Esprits. Or est-il que les Opiates par dessus toute autre chose, produisent cét effet-là.

22. Les Turcs esprouuent à toute heure que l'Opium, quand mesme ils en prennent quantité, est innocent & confortatif. D'où vient qu'auant le Combat ils en vsent à se fortifier le Cœur: Mais à nous c'est vne Drogue mortelle si l'on en prend trop & si elle n'est bien corrigée.

23. L'espreuue fait voir que l'O-pium & les Opiates prouoquent à l'Acte Venerien *; & la proprieté qu'ils ont de fortifier les Esprits, en

rend tesmoignage.

L'eau de Pauot sauuage qui est
fort propre à la guerison des fié-
ures, * & de plusieurs Maladies
peut estre mise au nombre des O-
piates temperées. Il ne faut pas s'e-
stonner pourtant de la diuersité
de son vsage: Car cela est commun à toutes sortes d'Opiates; par
qui les Esprits fortifiez, & ramassez, resistent aux maux.

Les Turcs vsent semblablement
d'vne certaine Herbe par eux appellée *Caphe*, qu'ils mettent en poudre, apres l'auoir dessechée, & l'a-
ualent en suitte, dans de l'eau tiede.

Ils disent qu'elle ne donne pas
vne petite Vigueur à leur Esprit &
à leur Courage: bien que neantmoins elle soit nuysible à l'vn & à

l'autre, estant prise par excez. D'où il se voit clairement qu'elle tient beaucoup de la Nature des Opiates.

26.	Il y a dans les Indes Orientales vne certaine Racine nommée Betel, que ceux du Pays, & les autres Peuples leurs voisins ont accoustumé de mâcher, pource qu'elle leur resiouyt le cœur, les renforce dans le Trauail du Corps, & en chasse les langueurs. Elle réueille encor la Concupiscence, & me semble estre du nombre des Remedes Narcotiques, pource qu'elle noircit grandement les Dents.

27.	Quand au Tabac, l'vsage n'en a iamais esté si frequent, ny si commun qu'il est à present. Il touche ceux qui en prennent de ie ne sçay quel plaisir inconnu. Et quand ils s'y sont vne fois accouſtumez, ils ne peuuent s'en abſtenir que mal-ayſément. C'eſt choſe certaine qu'il ſert grandement aux Laſſitu-des & aux Foibleſſes. L'opinion cõmune veut que ce ſoit ſa princi-pale vertu d'ouurir les conduits par où les plus groſſieres humeurs ſe diſſipent. Mais il me ſemble pour moy qu'elle conſiſte pluſtôt à Condenſer les Eſprits, eſtant vne Eſpece de Iuſquiame, qui ne trouble pas moins le cerueau que l'Opiate.

Il s'engendre quelque fois dãs 28 certains Corps ie ne ſçay quelles Humeurs qui y tiennent lieu d'O-piate, comme il arriue ſouuent à quelques Melancoliques.

Les Opiates ſimples qu'on ap- 29 pelle auſſi Narcotiques & aſſoupisſantes, ſont, l'Opium meſme, qui eſt le Suc du Pauot; les deux Genres de Pauots, ſoit en Herbe, ſoit en Semence, le Iuſquiame, la Mandragore, la Siguë, le Tobac, la Morelle, &c.

30.   Les Opiates compoſées ſont la Theriaque, * le Mithridat, le Laudanũ de Paracelſe, le Diacodium, Diaſcordium, le Philonium, & les Pilules de Cynogloſſe.

* Elle eſt bonne auſſi à rabatre les fumées du Vin dans les excez des Yurognes.

        Des choſes cy-deſſus alleguées
31. on peut tirer quelques Conjectures, ou certains Conſeils touchant la Prolongation de la Vie, ſuiuant l'intention propoſée, qui eſt de Condenſer & d'eſpaiſſir les Eſprits, par le moyen des Opiates.

        C'eſt pourquoy dés la premiere
32. Ieuneſſe, il faut vſer tous les ans, de quelque ſorte d'Opiate, comme

me d'vne Diete, sur la fin du mois
de May. Car en Esté les Esprits se
dissipent, & se subtilisent plus facilement, outre que les Humeurs
froides en sont moins à craindre.
Il importe donc que ce soit quelque Syrop magistral, qui ne soit
pas si fort que les Syrops ordinaires, tant pour y auoir moins d'O-
pium, que pour estre composé
d'vn moindre meslange de cette
sorte de Simples, qu'on tient d'ordinaire pour les plus chauds de
tous. Il est bon de le prendre au
matin sur le sommeil, de ne manger gueres, & d'vser de viandes
simples, sans boire ny Vin, ny Liqueurs Aromatiques, & Vapo-
reuses. Il ne se faut purger que de
deux iours l'vn, & continuer la
Diete, iusques au quatorziéme.

P

Ce conseil satisfait veritablement noſtre intention.

33.   On peut prendre auſſi des Opiates, non ſeulement par la Bouche, mais auſſi par le Nez en fumée; à condition neantmoins qu'elles ſoient temperées, afin de n'emouuoir par trop la faculté expulſiue; & d'empeſcher par meſme moyen qu'elles ne faſſent aucune attraction des humeurs, mais qu'en peu de temps elles operent ſur les Eſprits dans le Cerueau: A quoy le Tabac ſert grandement, ſi on le prend au matin en fumée, meſlé auec du bois d'Aloës, des fueilles de Roſes rouges, & vn peu de Myrrhe.

34.   Aux grandes Opiates, comme ſont le Theriac, & le Mythridath, il ne ſeroit pas mauuais, principa-

lement en la ieuneſſe, d'vſer des
Eaux qui en ſont diſtillées, pluſtoſt que de leurs Corps meſmes :
Car en diſtillant, la Vapeur monte, & la Chaleur du Medicament
s'en va au fonds. Or les eaux diſtillées deuiennent ſouuent, &
fortes, & bonnes, par la vertu qui
s'engendre des Vapeurs, autrement elles n'ont point de force.

Il y a des Medicamens, qui pour 35.
auoir vn certain degré debile &
caché, ne tiennent en rien de la
Vertu des Opiates : D'eux-meſ-
me encore s'exhale en abondance vne Vapeur lente, mais non pas
maligne, comme celle des Opiates. A raiſon dequoy ils ne diſſipent point les Eſprits, mais les
ramaſſent, & les eſpeſſiſſent en
quelque ſorte.

36.   Les Medicamens dans l'ordre des Opiates, ſont par deſſus tous, le Saffran, & ſes Fleurs ; Puis, la Fueille d'Inde, l'Ambre-gris, la Semance preparée de Coriandre, l'A*momum* *, le *Pſeudamomum*, le Bois de Rhodes ; L'Eau de fleurs d'Orange; & beaucoup plus l'In-fuſion faite dans l'huile d'Aman-des, de ces meſmes Fleurs fraiſche-ment cueillies ; Comme encore la Noix muſcade, pertuiſée, & miſe en maccration dans de l'Eau-Roſe.

*Arbriſ-ſeau de bonne odeur, à peu'prés ſembla-ble à la Vigne ſauuage. Il croiſt en Ar-menie.

37.   Comme il faut prendre peu à la fois, & à certains temps des pre-mieres Opiates, ainſi que nous auons dit, on peut de meſme vſer tous les iours de ces dernieres, auec apparence qu'elles ſeruiront beaucoup à la longueur de la Vie.

L'Histoire le confirme par l'exemple d'vn Apoticaire de Calecut, que l'vsage de l'Ambre-gris fit viure iusques à l'aage de cent soixante ans. A quoy se rapporte qu'en Barbarie les Grands qui en prennent, viuent beaucoup plus que le menu Peuple. Adjoustez à cecy que nos Peres, la vie desquels estoit sans doute bien plus longue que la nostre, vsoient d'ordinaire de Saffran dans des Bouïllons, & dans des Gasteaux ; Et voila pour ce qui regarde la premiere façon de faire espaissir & resserrer les Esprits par l'vsage des Opiates.

Il nous reste maintenant à rechercher la seconde maniere de les condenser, par le moyen du Froid, qui a cela de particulier, & de propre *. Mais dautant qu'il

38.

* De resserrer, ou de Condenser,

le fait innocemment, & sans aucune Qualité maligne; De là vient
que son Operation est moins
dangereuse que celle qui se fait
par les Opiates, quoy, qu'à vray dire , elle ne soit pas de si grande
efficace. On peut l'obseruer aussi
en la façon de viure ordinaire;
auecque plus de succez à prolonger les iours , que n'en ont les
Opiates, ny les Remedes qui leur
ressemblent.

39.   Le rafraischissement des Esprits,
se fait en trois façons differentes;
à sçauoir, ou par la Respiration, ou
par les Vapeurs , ou par les Alimens: La premiere est tres-bonne,
mais presque hors de nostre pouuoir : La seconde, en nostre puissance, & en nostre main : La troi-
siéme, debile, & qui se fait par diuers destours.

Vn Air pur, & ſerain, qui n'a 40.
rien de fuligneux, auant qu'il ait
eſté receu des poulmons, & qui
n'eſt pas tant expoſé aux rayons
du Soleil, Condenſe & ramaſſe
fort les Eſprits. Tel eſt par exemple celuy des Montagnes, dont le
ſommet eſt fort ſec; & tel celuy
des lieux Champeſtres, ſujets aux
vents, & où neantmoins il y a de
la fraiſcheur, & de l'ombrage.

Quant au Rafraiſchiſſement, 41.
& à la Condenſation des Eſprits,
par le moyen des Vapeurs, c'eſt
vne Operation que nous tirons
principalement du Nitre, comme
de ſa Racine, & de la Creature la
plus propre à cét effet; pour lequel
il ſemble qu'elle ſoit expreſſé-
ment deſtinée, ce que nous
voyons eſtre veritable par les

Conjectures, & les Indices fui-
uans.

42. Le Nitre eſt vne eſpece de Par-
fum, qu'on peut iuſtement appeller froid, dequoy le ſens meſme
nous rend témoignage : Car il pi-
que par ſa Froideur, & le palais, &
la langue ; comme les ſenteurs les
piquent par leur Chaleur ; Et il eſt
le ſeul qui produit cét effet entre
tous ceux dont nous auons con-
noiſſance.

43. La pluſpart des choſes qui ſont
froides naturellement, & non pas
par Accident, comme l'Opium,
ont fort peu d'Eſprits. Au contraire, preſque toutes les chaudes en
ont beaucoup ; Mais c'eſt vne merueille bien eſtrange, que le ſeul
Nitre parmy les Vegetaux, en ait
en ſi grande abondance, quoy

qu'il soit froid de sa nature. Car le
Camphre, qui est plein d'Esprits,
& qui neantmoins empesche l'A-
ction du Froid, ne rafraischit que
par Accident, à sçauoir par sa subtilité, sans acrimonie, & sert aux
Inflammations

On mesle aussi le Nitre auec les
liqueurs, qu'on fait geler par le
moyen de la Neige, & de la Glace,
qu'on met à l'entour d'vn Vase,
Ce qui excite, & fortifie sans doute tous les deux ensemble. Il est
vray que pour la mesme fin l'on
vse encore de Sel commun, qui
donne pluftost de l'actiuité à la
froideur de la Neige, qu'il ne la
refroidit de luy-mesme. I'ay appris neantmoins, qu'aux Pays les
plus chauds, où il ne tombe iamais de Neige, l'on fait de la

Glace du seul Nitre , mais ie ne tiens pas cela pour tout asseuré.

45.　La Poudre à Canon, qui se fait principalement du Nitre, estant prise dans quelque Breuuage, augmente grandement les forces du Corps ; A raison dequoy, les Gens de Marine, & de Guerre, ont accoustumé d'en vser ; comme les Turcs de l'Opium, auant le Combat.

46.　Le Nitre pris dans les Fiévres contagieuses, les appaise fort, & tempere les grandes ardeurs dont elles sont accompagnées.

47.　Il est tres-manifeste que le Salpestre * abhorre extrèmement la Flamme dans la Poudre à Canon; D'où se fait cette ventosité merueilleuse, qui semble tonner, tant elle est bruyante.

* ou le Nitre; ce n'est qu'vne mesme chose.

Il se remarque que le Salpestre 48.
est comme l'Esprit de la Terre :
Car il est tres-certain qu'il n'y a
point de Terre (quelque pure
qu'elle soit, & si bien couuerte des
rayons du Soleil, qu'elle ne vegete
presque point) qui ne ramasse assez de Salpestre. D'où il paroist
que l'Esprit du Salpestre, est infe-
rieur non seulement à l'Esprit des
Animaux, mais aussi à celuy des
Vegetaux.

Les Animaux qui boiuent des 49.
Eaux Nitreuses, s'engraissent in-
dubitablement ; ce qui est vne
preuue euidente de la froideur du
Nitre.

L'engraissement de la Terre se 50.
fait principalement des choses
Nitreuses; car il n'est point de fu-
mier qui ne soit Nitreux, d'où se

tire vne Conjecture manifeste de l'Esprit du Nitre, & de ce qu'il peut.

51. Aussi est-ce luy-mesme qui Rafraischit & Condense les Esprits humains, & qui les rend plus vigoureux, & moins acres. Comme donc les Vins trop violens, les parfums, & autres choses semblables, embrasent les Esprits, & abregent la Vie ; Le Salpestre au contraire les resserre, & les rafraischit, & sert à prolonger les Iours des Viuans.

52. On peut vser du Nitre dans les viandes auecque du sel, iusques à la dixiéme partie ; Comme aussi dans les Boüillons, ou dans la Boisson, de trois iusques à dix Grains; mais de quelque façon qu'on le prenne, pourueu que ce soit auec

moderation, la Vie en est de plus
longue durée.

Tout ainsi que l'Opium tient le
premier rang entre les choses qui
resserrent & condensent les Esprits par la fuite, & comme au dessous de luy, il y en a d'autres, dont
nous auons parlé cy-deuant, beaucoup moins puissantes, mais plus
seures, qui se peuuent prendre
plus souuent, & en plus grande
quantité, de mesme le Nitre, qui
Condense les Esprits par sa Froideur, & par vne certaine Faculté
restrictiue, comme l'appellant les
Modernes, a pareillement les choses ausquelles il predomine, &
qui luy sont inferieures en l'ordre.

Il faut mettre en ce nombre
celles qui ont vne certaine sen-

teur qui tient de la Terre, sur tout quand elle est fraischement re-muée. Les principales sont la Bourroche, la Buglose, la Pimpre-nelle, la Fueille de Fraisier, & la Fraise mesme ; la Framboise , le Fruict du Concombre crud ; Les Pommes cruës, de bonne odeur, les Fueilles & l'eau de Pampre, comme aussi la Violette.

55.   Apres celles-là suiuent ces au-tres , qui ont ie ne sçay quelle odeur vigoureuse ; & vn peu plus chaude , qui n'est pas tout à fait exempte de la Vertu de ce Refri-geratif. Telles sont la Melisse, le Citron verd, l'Orange verd, l'Eau-Rose distillée, les Poyres de bon-ne odeur, cuites sous la braise, & pareillement les Roses passes, les Rouges, & les Musquées.

Il faut remarquer pourtant que les Choses surbordonnées au Nitre, ont quelquefois plus de force estans cruës, que lors qu'on les a passées par le Feu. La raison est, dautant que par sa Chaleur il dissipe cét Esprit refrigeratif qu'elles ont. Et partant il est meilleur de les prendre toutes cruës, ou en Infusion. **56.**

D'auantage, comme celles qui sont de moindre force que l'Opium, produisent cét effet par le moyen des odeurs; Il en arriue de mesme de ces autres, qui sont subordonnées au Salpestre. Ainsi l'odeur de la terre fraische & pure appaise grandement les Esprits, soit en la fossoyant, soit en suiuant la Charruë, soit en arrachant les Herbes inutiles. Les Fueilles pa- **57.**

reillement des Bois, des Hayes, & des Halliers, d'où elles tombent sur l'Automne, seruent d'vn grand Refrigeratif aux Esprits, & particulierement celles du Fraisier mourant; Comme encore l'odeur de la Violette, des fleurs de la Parietaire, des réves, des Esglantiers, & de leurs semblables.

58. Ie rapporteray à ce propos qu'il me souuient d'auoir connu vn Gentil-homme, qui pour estre accoustumé à flairer tous les matins à son réueil vne motte de terre fraische, a vescu iusques à vn fort long âge.

59. Il n'y a point de doute que le Rafraischissement qui se fait du sang par le moyen des Herbes froides, comme sont l'Endiuie, la Cicorée, l'Hepatique, le Pourpié,

&

& les autres semblables ; ne serue
de mesme à rafraischir les Esprits;
mais cela se fait par Circulation, &
non pas immediatement, comme
par le moyen des Vapeurs.

Voila quant à la seconde Condensation des Esprits, par l'vsage
des Choses froides. Quant à la
troisiesme, elle se fait (comme
nous auons dit) par le moyen de
celles qui les adoucissent ; Et la
quatriesme, par ces autres qui ap-
paisent, & repriment leur vigueur
excessiue, & leur trop grand mouuement.

Toutes les choses qui chatoüil- 60.
lent les Esprits , qui leur sont a-
mies, & qui ne les émeuuent point
trop par dehors , les adoucissent
par consequent; ce qui est cause
qu'estans satisfaits , & comme

Q

jouïſſans d'eux-meſmes, ils ſe retirent, & ſe recueillent en leur centre.

61.   Que ſi vous rappéllez en voſtre
memoire toutes celles que nous
auons dit cy-deſſus eſtre ſubor-
données à l'Opium, & au Salpe-
ſtre, ou au Nitre, vous trouuerez
qu'il ne ſera pas beſoin d'en faire
d'autre Recherche.

62.   Quant à celles qui arreſtent la
trop grande violence des Eſprits,
nous en ferons mention tout à
cette heure, quand nous traite-
rons de leur Mouuement. Apres
auoir donc parlé de la Condenſation des Eſprits, qui regarde leur
Subſtance, il faut venir à la moderation de leur Chaleur.

63.   La Chaleur des Eſprits, comme
nous auons dit cy-deuant, doit

estre telle, qu'elle soit Robuste,
non pas Acre, & qu'elle aime plustost à renuerser les Choses obsti-
nées, & opiniastres, qu'à dissiper
celles qui sont subtiles & de-
liées.

Il faut sur tout prendre garde 64.
de n'vser qu'auec moderation
d'Espiceries, de Vins violens, &
d'Herbes trop fortes, telles que
sont l'Origan, le Pouliot, & ainsi
des autres, piquantes au goust, &
qui eschauffent par trop. Car elles
destruisent les Esprits, plustost
qu'elles ne les restablissent.

Au contraire; celles qui les for- 65.
tifient, sont les suiuantes; l'Enula,
l'Ail, le Chardon benist, le Cresson,
la Germandrée *, l'Angelique *,
la Veruaine, la Valeriane, le Co-
ston, le Coq, la Fleur du Suseau, la

* autre-
ment
Chama-
dris,
* De ce
nombre
est en-
core cel-

Q ij

le qui eſt communément appellée des Latins Zedoaria.

Myrrhe, &c. Mais afin qu'elles profitent, il en faut vſer auecque choix, & iugement, tantoſt aux Sauſſes, tantoſt aux Medicamens.

66. Les grandes Opiates font le meſme effet, à cauſe que par leur Compoſition, elles produiſent auſſi la meſme Chaleur qu'on demande aux Simples ; mais c'eſt auec bien de la peine. Car ces Herbes chaudes au dernier degré, comme l'Euphorbe, le Pyrethre *,

* ou Pied d'Alexandre.
ᵒ ou Serpentine Dracuntinm.

la *Stuuagre*, la Serpentaire *, l'Anacardy*, le Caſtereum, l'Ariſtolochie, l'*Opoponax*, l'Ammoniac, le Galbanú, & autres ſemblables, qui ne ſe peuuent prendre par la bouche ; ces Herbes, dis-je, & ces Drogues differentes, entrans en leur compoſition, pour retenir la force Narcotique de l'Opium, font le Medicament de mesme Nature que nous le requerons. Ce qui paroist euidemment en ce que la Theriaque, le Mithridat, & leurs semblables, ne sont pas des Compositions acres, ny qui piquent la langue, mais pluftost vn peu ameres, & d'vne odeur forte; tellement qu'elles produisent leur Chaleur dans l'Estomach, & dans les Operations suiuantes.

L'Amour legitime, plus souuent 67. imaginée, que reduite en Acte; fortifie grandement aussi la Chaleur des Esprits. L'on peut dire le mesme de quelques-vns de ces Mouuemens de l'Ame, & du Corps, dont il sera parlé cy-apres; Et voila pour ce qui est de la Chaleur Analogue des Esprits,

Q iij

par qui la Vie eſt prolongée.

58.   Il ne nous faut plus maintenant que parler ſuccinctement de la trop grande abondance des Eſprits, & des moyens d'empeſcher qu'ils ne ſoient ny exceſſifs, ny boüillans, mais pluſtoſt moderez, & dans vne iuſte meſure; dautant qu'vne petite Flamme ne fait pas vn ſi grand degaſt , qu'vne grande.

59.   L'Experience nous apprend qu'vne eſtroite Diete, comme celle des Pythagoriciens, des Religieux, & des Hermites auſteres, en qui la Neceſſité, & l'Indigence tiennent lieu de Regle, prolonge beaucoup la Vie.

60.   Ne boire que de l'Eau ſimple, ne Coucher que ſur la Dure; ne bouger d'vn Air froid; Ne Man-

ger que fort peu, & auec cela, que
des Legumes , des Herbes , des
Fruicts, de la Chair, & du Poisson,
l'vn & l'autre plustost sallez que
frais; Et joindre à cecy le Cilice, les
Ieusnes frequens, les longues Veilles, & autres semblables Mortifi-
cations ; C'est le vray moyen de
moderer les Esprits , & de les reduire à vne telle quantité , qu'elle
puisse seulement suffire aux Fonctions de la Vie; si bien que leur degast en soit moindre.

Vne Diete neantmoins, qui ne 71.
sera ny si rigoureuse, ny si austere,
pourra causer le mesme effet, pourueu qu'elle soit rousiours esgalement reglée; Ce qui se preuue par
l'exemple de la Flamme. Car quoy
qu'elle soit assez grande, si est-ce
qu'estant constante, & tranquille,

elle confume bien moins de ce
qui la nourrit, & fomente, que ne
feroit vne moindre, fi elle eftoit
agitée, & nourrie inégalement,
Dequoy fert de témoignage encore le regime du Venitien Cornare,
qui pour n'auoir beu ny mangé
que tant par iour, durant fa vie,
paffa la centiefme année dans vne
parfaite fanté d'Efprit, & de
Corps.

72.　　Mais il ne faut pas priuer de l'V-
fage permis, & moderé de Venus,
ceux qui prennent beaucoup de
Nourriture, & qui ne font pas
mortifiez par les Dietes, & les Au-
fteritez dont nous auons parlé.
C'eft de peur que les Efprits ve-
nants à s'enfler, & à s'efleuer par
trop, n'amoliffent le Corps, ou ne
le deftruifent; Et voila tout ce que

nous pouuons dire pour cette heure de la quantité suffisante & moderée des Esprits.

Nous rechercherons en suite 73. les moyens de reprimer le mouuement des esprits ; estant bien certain que tel Mouuement les attenuë, & mesme qu'il les embrase. Cela se peut faire en trois façons; à sçauoir, par le Sommeil, par la suite des Trauaux excessifs, des Exercices trop longs, & de toute Lassitude ; Comme aussi par vn illustre soin de tenir en bride les Passions fascheuses , & nuisibles.

Pour le premier, qui est le Som- 74. meil ; On lit dans la Fable, Qu'Epimenedes dormit dans vn Antre plusieurs années, sans auoir eu besoin d'aucun Aliment. Par où il est monstré que l'Esprit consume beaucoup moins de Substance quand on dort, qu'elle n'en diminuë lors que l'on veille.

75. Il se voit par espreuue, que certains Animaux, tels que sont les Loirs, & les Chauue-souris, se fourrent dans des trous, où ils dorment tout l'Hyuer sans interruption ; tant il est vray que le Sommeil empesche qu'il ne se fasse Degast des Esprits vitaux ; ce que l'on estime encore estre ordinaire aux Abeilles, & aux Freslons, quand la prouision de Miel leur manque.

76. Le Sommeil d'apres le disner recrée les Esprits, par des Vapeurs esleuées au Cerueau, qui sont tres-agreables, estant comme les premieres Rosées des Viandes. Mais

pour tous les autres poincts de la
Santé, il est importun, & dommageable ; Si ce n'est pourtant dans
vne extréme Vieillesse, où le Dormir est en mesme consideration
que le Manger: Toutefois le Som-
me, ainsi que la Refection, doit
estre frequent, mais court, & petit. Il est vray qu'en l'aage decre-
pit, on se trouue fort bien de ne
point discontinuër son repos , &
de tenir presque tousiours le lict,
principalement en temps d'Hyuer.

Mais comme vn Sommeil me- 77.
diocre n'est pas vn petit moyen
de prolonger la Vie, Aussi faut-il
croire qu'il l'est encore plus, si on
le peut auoir tranquille, & sans inquietude.

Pour faire Dormir bien douce- 78.

ment, il faut estimer par dessus
tout la Violette, la Laictuë, specia-
lement celle qui est pommée, le
Syrop de Roses seiches, le Saffran,
la Melisse, les Pommes, prises à
l'entrée du lict ; & les Rosties de
Malvoisie, qui sont encore plus
efficaces; si auparauant on y met
en infusion des Roses muscates.
C'est pourquoy il seroit à propos,
ce me semble, d'vser de ces choses
là, ou de Pillules qui fussent propres à la mesme fin, ou de quelque petite Potion, dont on se
pourroit seruir d'ordinaire. Dauantage, la Semence de Coriandre bien preparée, les Coings, &
les Poires de bonne odeur, cuittes
sous la braize (toutes lesquelles
choses, & leurs semblables, sont
grandement propres à resserrer

comme il faut l'Orifice du Ventricule) prouoquent vn Sommeil
doux, & paisible. Mais pour ce
mesme effet, les ieunes gens, qui
ont l'Estomach robuste, n'ont
qu'à prendre vn bon Verre d'Eau
froide, & toute cruë, vn peu deuant que se mettre au lict.

Ie n'ay rien trouué encore sur le
sujet de l'Extase Volontaire, ou
qu'on se procure, ny touchant les
profondes Méditations de l'Esprit. Tout ce que i'en puis dire est,
que pourueu qu'elles n'incommo-
dent point, elles font sans doute
Intention, & Condensation des
Esprits, bien plus puissamment
que le Sommeil, veu qu'elles assou-
pissent les Sens, autant ou plus que
luy, & qu'elles suspendent leurs
fonctions.

Aduer-
tisse-
ment.

79. Pour ce qui regarde le Mouuement, & les exercices d'où la Laſſitude eſt cauſée, il ne ſe peut faire qu'eſtans trop violens, ils ne ſoient auſſi extrémement dommageables, ſur tout les efforts qu'on fait à la Courſe, à la Paûme, à l'Eſcrime, & ainſi des autres. De plus, quand on y employe iuſqu'aux dernieres forces, comme à Sauter, & à Lutter ; il eſt certain, que les Eſprits preſſez, & mis à l'eſtroit, par la viſteſſe du Mouuement, en deuiennent plus acres, & font par conſequent vn plus grand rauage. Mais quant à ces Exercices, dont le Mouuement, bien qu'aſſez fort, eſt neantmoins ſans precipitation, & ſans que l'effort en ſoit extréme, comme la Chaſſe, la Danſe, le Manege, le Ieu des Boules; ils

profitent asseurément bien plus
qu'ils ne nuisent.

Il faut passer maintenant aux
Passions de l'Ame ; & voir quelles
de ces Affections abregent la Vie,
ou la prolongent.

Les Ioyes, quand elles sont ex- 80.
cessiues, attenüent les Esprits, &
les dissipent, si bien que la Vie en
est abregée ; Comme au contraire, quand elles sont ordinaires, &
mediocres, elles les renforçent, &
les excitent, sans les Resoudre, &
les rendre languissantes.

Les Ioyes qui font impression 81.
sur les Sens , sont dangereuses ;
Mais quand on les repasse par la
Memoire, ou qu'on les tire de l'I-
magination, & des grandes espe-
rances, dont tacitement on s'entretient, elles sont profitables.

82. Vne Ioye reſſerrée, & peu com-
muniquée, conforte bien plus les
Eſprits qu'vne qui s'épand, & que
l'on publie.

83. La Triſteſſe, & l'Ennuy (pourueu qu'ils ſoiét tous deux exempts
d'Apprehenſion, & de trop d'an-
xieté) prolongent la Vie, pluſtoſt
qu'ils ne l'accourciſſent ; pource
qu'ils ramaſſent les Eſprits, & font
vne eſpece de Condenſation.

84. Les Craintes trop grandes abre-
gét la Vie. Car bien que la Peur, &
la Faſcherie mettent l'vne & l'autre les Eſprits à l'eſtroit ; la Faſcherie pourtant ne fait ſimplement
que les reſſerrer.

85. La Cholere retenuë eſt auſſi vne
maniere de Geſne , qui fait que
l'Eſprit attire le ſuc du Corps.
Mais quand elle peut éclatter li-
brement,

brement, elle contribuë à la Santé, presqu'au mesme poinct que
ces Medicamens forts, qui réueil-
lent la Chaleur naturelle.

L'Enuie, comme vne secrette 86:
Rage, irrite, & mord les Esprits,
qui s'en reuanchent sur la Substance du Corps. Que si quelque
chose la rend plus pernicieuse encore, c'est qu'elle ne se donne presque iamais de relasche, & ne *se
connoist point à Chommer de Feste,*
comme dit le Prouerbe vulgaire.

La Compassion que nous pre- 87.
nons du mal d'autruy, quand il
semble ne pouuoir tomber sur
nous, est vtile; Mais dommageable, à raison de la Crainte qu'elle
produit, quand le Mal-heur que
nous déplorons, se peut refléchir

R

en quelque sorte sur nous-mesmes.

88. La Honte, si elle n'est pas grande, ne fait point de mal, pource qu'elle ramasse tout doucement les Esprits, puis les espand peu à peu; de sorte que ceux qui y sont sujets, viuent pour l'ordinaire assez longuement. Mais si pour estre causée de quelque Ignominie insupportable, elle n'abandonne de long-temps celuy qui en est tourmenté; elle presse les Esprits iusqu'à la Suffocation, & ne peut estre en tel cas qu'extrémement dommageable.

89. L'Amour, s'il n'est bien malheureux, & s'il ne navre le Cœur trop profondement, est vne espece de joye, & de pareille condition qu'elle.

L'Esperance, qui est la plus vti- 90.
le de toutes les Passions de l'Ame,
adjouste beaucoup à la longueur
de la Vie, pourueu qu'elle ne soit
pas souuent frustrée ; mais qu'elle
entretiéne tout à coup la fataisie,
par la representation du Bien à
venir. A raison dequoy ceux qui
bornent toutes leurs Enuies dans
vn Bien qu'ils tiennent pour asseuré ; s'ils reüssissent continuellement, & successiuement en leur
souhait, sont d'ordinaire de longue vie. De maniere que voyant
leurs desirs accomplis, & qu'il ne
leur reste plus rien à esperer, ils se
laissent soudainement abatre au
Chagrin, & finissent leurs iours
presque aussi-tost que leur Esperance ; Ainsi ce n'est pas la definir
mal, que de l'appeller *vne Ioye en*

fueille, qui s'eſtend de plus en plus comme l Or battu.

91.　　L'Admiration, & la Contemplation, pourueu qu'on ne s'y attache point trop, prolongent la Vie, pource qu'elles arreſtent les Eſprits ſur des ſuiets agreables, & ne leur permettent ny de ſe troubler, ny de croupir dans l'inquietude & la Melancholie. Auſſi eſt-il vray, que parmy tant d'Anciens, qui charmez des ſecrettes merueilles du Monde, ſe ſont adonnez à la Contemplation de la Nature, il s'en eſt trouué fort peu qui n'ayĕt veſcu long-temps. Tels ont eſté Democrite, Platon, Parmenides, Apollonius de Thianée; Et tels encore ces Rhetoriciens, qui ne faiſoient qu'effleurer la ſuperficie des Matieres, cher-

chant plustost à donner de l'esclat
à leur stile, que de l'esclaircisse-
ment à l'obscurité des choses. A
quoy s'estudioiét entr'autres Gorgias, Protagoras, Isocrate, & Seneque. Et certainement comme les
Vieillards sont la pluspart du
temps grands Parleurs; Aussi est-
il vray que les grands Parleurs
vieillissent souuent. La raison est,
d'autant que cette demangeai-
son de parolles, tesmoigne en eux
vne legere Contemplation, qui ne
trauaille pas beaucoup les Esprits;
au lieu qu'vne recherche subtile,
les tourmente & les lasse de telle
sorte, que la Vie en est abregée.

C'est là tout ce que i'ay recherché du Mouuement des Esprits
par les Passions de L'Ame. Où i'ad-
iousteray en suitte quelques au-

tres Obſeruations generales, outre
les precedentes, touchant les Eſprits qui ne ſe peuuent ranger
ſous la Diſtribution que i'en ay
faite cy-deſſus.

9'2.   Le principal ſoin qu'on doit
auoir, eſt d'empeſcher que les Eſprits ne viennent à ſe reſoudre
trop ſouuent. Car l'Extenuation
precede cette Solution: Et l'Eſprit
vne fois extenué, ſe peut mal-aiſé-
ment reſtablir, & ſe Condenſer.
Cette Solution, ou Diſſipation
d'Eſprits, eſt cauſée par vn excez
de Trauail : par des Paſſions de
l'Ame trop violentes, par des
Sueurs immoderées; par des Eua-
cuations trop grandes, par les
Bains, par les Deſbauches auecque
les Femmes; & pareillement par
de trop grands ſoins; par des at-

tentes douteuses, par des Maladies malignes, & par des douleurs
qui accablent le Corps, De toutes
lesquelles choses il se faut soigneusement donner garde, par
l'Ordonnance mesme des Medecins les plus vulgaires.

Les Esprits se plaisent aux choses 93.
accoustumées, & aux nouuelles
encore. Toutesfois, pour conseruer leur vigueur, lon doit auoir vn
extreme soin de n'vser des vns iusques à s'en souler; ny des autres
non plus, qu'on n'y soit porté par
vn Appetit extraordinaire. Qu'on
se souuienne donc d'arracher
quand il le faut, auec peine, & Iugement, ces habitudes enracinées,
auant qu'elles se rendent ennuieu-
ses; Comme aussi de reprimer vn
peu cét appetit naissant qu'on

peut auoir pour les nouueautez, iusques à ce qu'il croisse, & qu'il deuienne vn peu plus fort & plus aiguisé. En vn mot, l'esclat de la Vie doit estre reglé de telle sorte, qu'il soit souuent, & diuersement renouuellé, de crainte que les Esprits ne s'engourdissent, pour estre attachez sans cesse à mesmes obiets. Car bien que Seneque n'ayt pas mal dit *Que le Fol commence de iour en iour à viure* ; Si est-ce que ie ne trouue point pour moy que cette Folie, comme beaucoup d'autres, soit inutile à la Durée de la Vie.

94. Il est important aux Hommes (quoy que le contraire se pratique) d'entretenir leurs Esprits, sans en changer l'Estat; quand par la ioye, & la tranquillitéé de leur Ame, ils

connoissent qu'ils sont bien rassis,
& bien sains: Au contraire, c'est à
eux à les reprimer, en y apportant
de l'alteration, lors qu'ils les voyẽt
sans arrest, & sur le point d'estre
gastez par le Chagrin, la Faineantise, & les autres Indispositions
interieures. Or comme les Esprits
se tiennent en estat par le iuste Reglement des Passions, ioint au bon
Regime de Viure, à la Cõtinence,
à la Moderation du Trauail, & au
repos mediocre; Aussi se trouuent
ils alterez, voire accablez tout à
fait par les Choses contraires, qui
sont les Affections trop vehemen-
tes, la trop bonne Chere, les de-
bordemens auecque les Femmes;
les Trauaux excessifs; les Desirs ar-
dants; & les Affaires qui embar-
rassent. Mais l'on a beau dire aux

Hommes que toutes ces Choses leur sont nuisibles; Ils ne peuuent se le persuader, & tant plus ils se sentent à leur aise, tant plus ils s'abandonnent, non seulement aux plaisirs du Lit & de la Table, mais encore à la Fatigue ; aux Affaires, & à l'execution des Entreprises les plus difficiles. Que si quelqu'vn veut viure long-temps, qu'il se gouuerne tout autrement, prenant soin d'entretenir ce qu'il y a de bon dans les Esprits, & de changer, ou d'espuiser tout ce qui s'y trouue de mauuais.

95.　Ficin a raison de dire que les Vieillards, pour recréer leurs Esprits, & les conforter, doiuent repasser souuent par leur memoire les Actions de leurs premieres années. Aussi est-il à croire que ce

souuenir leur agrée particulierement, & plus qu'aux autres Personnes. Pour cette mesme raison,
les Hommes goustent auecque
douceur la compagnie de ceux
auec qui ils ont esté esleuez, & vi-
sitent aussi auec plaisir, les lieuu
où ils ont esté nourris en leur bas
aage. Tesmoin Vespasien, à qui ce
diuertissement innocent estoit si
recommandable, qu'estant paruenu à l'Empire, il ne pût iamais se
resoudre à quitter la maison de
son Pere, toute petite qu'elle estoit,
pour en aller habiter quelque autre plus grande, & plus magnifique. Ce qu'apparemment il ne
vouloit point faire, de peur de sou-
straire quelque chose à l'accoustu-
mence de ses yeux, & de perdre
les Obiets des doux passe-temps

de son enfance. L'on tient mesme qu'aux Festes solennelles, ce grãd Empereur, se plaisoit à boire dans vne Tasse de bois, bordée d'argent, que son Ayeule luy auoit laissée.

96.   Les Esprits aiment par dessus tout qu'on leur fournisse de iour en iour, des entretiens plus benins, & plus agreables. C'est pourquoy ie trouue fort preuoyans, & bien aduisez, ceux qui mesnagent si bien leur Ieunesse, & leur aage Viril, qu'ils laissent tousiours de nouueaux soulagemens à leur Vieillesse, la plus importante Recreation de laquelle est vn Repos moderé ; de sorte que ceux qui veulent vieillir dans les Charges, iusques à n'en pouuoir plus, & sans penser à faire retraitte, sont Homi-

cides d'eux-mefmes. Ce que fçeut fort bien connoiftre Caffiodore, qui laiffant la Cour des Rois Goths d'Italie, où il auoit gouuerné auec tant d'Authorité, qu'il fe pouuoit dire l'Ame, & le Genie de leurs affaires, il fe retira dans vn Monaftere, en l'age de quatre-vingts ans, aufquels il en adioufta vingt autres dans cette Solitude, où il termina fes iours. Mais deux precautions leur font neceffaires pour ce fuiet. La premiere, qu'ils n'attendent pas que le Corps foit tout à fait maladif, & caffé, dautant que tout Changement, fut-il en mieux, hafte la ruïne de ces Corps minez, & confommez. La feconde, qu'ils ne s'abandonnent pas à vne Oyfiueté faineante, mais qu'ils ayent quelque agrea-

ble employ, pour occuper leurs
penſées, & leur Imagination; tel
qu'eſt par exemple celuy de l'eſtu-
de des Lettres, des Baſtimens, &
de l'Agriculture.

97. Enfin vne meſme Action con-
nuée, quád elle eſt vtile, vne Con-
tention opiniaſtre, & vn Trauail
entrepris volontiers, & auec ardeur, ſont des choſes qui recréent
les Eſprits; Comme au contraire,
rien ne les abat tant, que ce qu'on
fait auec auerſion, & à contre-
cœur. Pour iouyr donc d'vne longue vie, il faudroit, s'il eſtoit poſſible, la regler de telle ſorte, qu'elle
fut independante de toute autre
volonté que de la noſtre; Ou du
moins auoir cette force d'Eſprit
ſur nous-meſme, que la Fortune
ſemblât nous mener pluſtoſt que
nous trainer.

Il ne faut pas oublier encore pour 98.
le Regime des Passions, d'auoir vn
soin tres particulier, que l'Orifice
du Ventricule ne soit point trop
relaché. La raison est, dautant que
cette partie-là domine plus fortement sur les Mouuemens ordinaires de l'Ame, que ne font ny le
Cœur, ny le Cerueau, exceptez
neantmoins ceux qui sont esmeus
par de puissantes Vapeurs, comme il arriue dans l'excez du Vin, &
dans la Melancholie.

Voilà ce que nous auons à rechercher, touchant cette Operation laborieuse, qui peut en quelque facon, empescher que les Esprits ne vieillissent si tost, & les
faire refleurir. A quoy nous auons
d'autant plus volontiers employé
nos soins, qu'il nous a semblé bien

eſtrange que les Medecins ny les autres Autheurs n'ayent rien dit d'vne choſe ſi neceſſaire; Et que d'ailleurs nous auons pris garde, que l'Operation qui conſerue, & raieunit les Eſprits, eſt vn chemin bien plus court, quoy qu'il ſoit moins battu, & plus aiſé, meſme pour prolonger le cours de la Vie. Il y en a deux raiſons, qui ſont, que ny l'Eſprit, ny les Vapeurs, & les Paſſions n'agiſſent que par Abregé; l'vn ſur le Corps, & les autres ſur les Eſprits. De maniere qu'on peut dire de ces deux Operations, qu'elles tendent à la fin par vne ligne droitte; au lieu que toutes les autres n'y vont qu'en ligne oblique, & comme en tournoyant.

OPERATION.

OPERATION
sur l'exclusion de l'Air,

OV

Aduis, pour se mettre en defence contre l'Air exterieur.

I I.

HISTOIRE.

ENCORE que l'Air, qui enui-ronne nostre Corps, ait commerce necessaire auecque l'Esprit qui le viuifie, & que par ce moyen il luy serue de pasture, & de remplacement de ce qui peut estre continuellement dissipé; il est euident neantmoins qu'il fait d'extrémes rauages sur tous les Sucs dont nos membres sont substantez. A raison dequoy il

S

importe beaucoup de se munir
contre les degasts qu'il peut causer, & de faire en sorte, que l'v-
sage n'en soit que doux, & profitable.

2. Et dautant que les Sucs necessaires pour le soustien de nostre
Corps, ne peuuent estre dissipez,
qu'il ne se fasse perte aussi de
quantité d'Esprits auec eux, il
importe grandement que les
Pores ne soient point trop ouuerts, de peur que ces precieuses
Substances ne se trouuent exces-
siuement dissipées : Autrement
il seroit impossible d'euiter, que
toutes nos parties Massiues ne
deuinssent flétries, foibles, & ex-
tenuées.

3. Aussi auons nous déja dit, que
nos Chairs ne peuuent demeurer

molles, tendres, & succulentes,
qu'à mesure qu'elles sont pour-
ueuës de bonnes humeurs, & fo-
mentées par vne chaleur tem-
perée; ce que l'Experience confirme, si bien qu'aussi tost que ces
deux sortes d'aides viennent à
manquer, toutes nos parties
charnuës sont consommées, &
nous tombons dans vn desseichement vniuersel, & ineuitable.

Suiuant cela, il est vray-semblable que l'on se garentit beaucoup mieux de cette grande dissipation dans les lieux serrez, que
dans ceux qui sont spacieux; sur
tout si l'on s'empesche d'estre
troublé par des passions, ou de
s'agiter par des exercices deme-
surez : dautant que ces choses
rendent la chaleur immoderée;ce

qui eſt cauſe, que ces grands degaſts qui ſont à craindre , comme nous venons de dire, en ſur-
uiennent pluſtoſt , & bien plus
dangereuſement.

5. Que s'il en eſtoit beſoin, nous
aurions moyen de confirmer
tout cecy par diuerſes preuues
empruntées de l'Hiſtoire ; qui
nous apprend , qu'en pluſieurs
Climats il y a eu autresfois des
Hommes d'vne exceſſiue grandeur, & ſur tout aux premiers
ſiecles, à cauſe que la couſtume
de baſtir des Maiſons ſpatieuſes
ou eſleuées, n'eſtoit pas encore in-
troduitte dans le Monde ; Et que
par conſequent il eſt vray-ſem-
blable qu'alors on habitoit dans
des lieux ſouſterrains, dont l'Air
n'eſtoit pas fort eſmeu ny agité:

& de là procedoit enfin, qu'outre que les Hommes estoient plus
forts, ils estoient aussi de plus
longue vie; Et mesme sur ce subiect, il me semble qu'il y a lieu
de s'imaginer que ces anciens A-
nacoretes, que l'on dit auoir eu
des Colomnes pour leur loge-
ment, auoient choisi pour leur
demeure des lieux estroits, & sur
lesquels l'ardeur des rayons du
Soleil n'auoit pas beaucoup de
prise. A quoy nous pouuons encore adiouster, que nos plus so-
litaires Hermites vieillissent bien
souuēt dans leurs basses Cellules,
à cause que le grand Air, & sur
tout les chaleurs violentes, n'y entrent pas si facilement.

Auec cette façon de viure à
l'ombre, ou hors de l'Air eschauf-

sé a beaucoup de conformité le seiour que l'on fait sur le haut des Montaignes, à cause que la reuerberation faite dans le fonds des Valées, ne remonte pas iusques-là : à condition toutesfois, que l'Air de ces lieux esleuez demeure pur, comme il fait aux pays Sablonneux, qui sont exempts de l'incommodité d'enuoyer des Vapeurs en l'air : chose au contraire extrémement commune aux pays humides, & marescageux ; à quoy sert de preuue, qu'en Barbarie les Hommes y viuent pour l'ordinaire, cent ans, & d'auantage, principalement s'ils font leur demeure sur les sommets des Montagnes.

7.   Il se voit par-là, qu'vn Air paisible, & qui n'est ny trop re-

mué, ny trop eschauffé, ne fait
pas beaucoup de degaſt dans nos
Corps; au lieu que celuy des li..
deſcouuerts, ou qui eſt expoſé à
de grandes reuerberations, & ſu-
ject à des chaleurs immoderées,
nous aborde plus facilement; &
ſubtiliſant par trop nos humeurs,
& nos Eſprits, nous empeſche de
ioüyr en repos de l'vne & de l'autre de ces precieuſes Subſtances,
de la diſſipation & de la ruine
deſquelles nous arriuenr d'ordinaire, vne langueur, vn deſſeiche-
ment, vne extenuation, & en fin
vne mort precipitée; Accidens
contre leſquels il eſt bon que
nous taſchions de nous mettre en
defence.

Au reſte, afin d'empeſcher que 8.
l'Air exterieur ne nous cauſe des

pertes ſi conſiderables, c'eſt à dire, qu'il ne conſomme les Sucs
qi ſuſtentent nos Membres; &
qu'il ne faſſe exaler les Eſprits qui
les viuifient, il faut tendre principalement à deux fins : l'vne, de
tenir les Pores de noſtre peau ſer-
rez; & l'autre de les boucher , &,
par maniere de dire, de les enduire de quelque Matiere eſtenduë,
& adherente par deſſus eux , ou
qui meſme ſe gliſſe dans leurs ca-
uitez.

9.   Quant au reſſerrement des Pores, les moyens de le procurer
ſont , ou la Froideur meſme de
l'Air, qui enuironne noſtre Corps,
ou de ne le couurir pas, & le laiſſer nud, à cauſe que la peau en eſt
renduëplus dure, & moins laſche;
ou de ſe lauer ſouuent auec de

l'Eau fraîsche, ou de luy appliquer
par dehors des choses astringentes, comme pourroient estre, du
Mastic, de la Myrre, & d'autres
Gommes semblables.

Adioustons encore à cecy, que 10.
les Bains sont fort propres à cette
Intention, principalement pendant les chaleurs de l'Esté ; &
moyennant qu'ils soient faicts
dans des Eaux minerales astringentes ; comme sont les Alumi-
neuses, les Vitriolées, & les Ferru-
gineuses, dans lesquelles neantmoins les Sels ne soient point dis-
sous en quantité excessiue.

D'ailleurs, pour le Resserrement, 11.
ou pour le dessein d'insinuer dans
les Pores quelque Substance qui
les tienne fermes, il faudroit auoir
recours à des Matieres onctueu-

ſes, & propres à eſtre reduites en forme de Verniz, ou pour le moins aux Huyles, & aux Graiſſes, que l'on n'a pas tant de peine de re-couurer.

12. Les anciens Bretons auoient accouſtumé de ſe graiſſer de certaine paſte ſucculente, que l'on nomme en François *de la Gued-de*, ou en certains endroits, *du Paſtel*. Et à cauſe que par cette application leur couleur natu-relle eſtoit changée, & qu'elle ap-prochoit de celle des Oliues, quel-ques-vns ont pris occaſion de di-re, qu'ils ont eſté appellez *luy-ſants, peints*, & *colorez*. Quoy qu'il en ſoit, il eſt certain qu'ils viuoient ordinairemét fort long-temps, & il y a de l'apparence, que cette application de teinture

graſſe, & adherente y contribuoit
beaucoup.

Cette meſme couſtume s'ob- 13.
ſerue encore auiourd'huy parmy
les habitans du Brezil, qui pour
la plus-part ſont de longue vie,
& parmy leſquels il s'en eſt trouué vn bon nombre, qui à l'aage
de ſix-vingts ans, auoient encore
les fonctions du Iugement & de
la Memoire ſaines & entieres, &
qui meſme n'eſtoient pas tout à
faict décheus de leurs forces.

Vn certain qu'on appelloit *Iean* 14.
des Temps, ou Iean le Vieil, inter-
rogé par quel moyen il s'eſtoit ſi
longuement conſerué, reſpondit, *Que ç'auoit eſté, en vſant*
d'Huyle par dehors, & de Miel par
dedans.

Les Hyberniens, ou les Irlan- 15.

dois d'auiourd'huy, sont encore
de longue vie, principalement
ceux qui se tiennent hors des Vil-
les, & dans les Forests. Ils font
mention de certaine Dame de
leur pays, nommée la Comtesse
d'Esmond, qu'ils asseurent auoir
atteint l'âge de sept vingts ans;
& de qui les dents auoient esté
renouuellées par deux fois, apres
la cheute de ces premieres, qui luy
estoient sorties en son enfance,
comme au reste des hommes, tellement qu'elle en auoit eu par
trois fois de nouuelles. Or ce
n'est pas aux siecles passez qu'ils
rapportent qu'elle a vescu, mais
au nostre presque, & il y a encore
quantité de gens qui l'ont veuë.
En quoy ce que nous auons à remarquer, particulierement de

ceux de ce pays-là, est qu'ils se
frottent communement d'Huyle deuant le feu, ou de vieux
Beurre.

Il y a aussi vne autre chose 16.
bien remarquable touchant ces
peuples: C'est que les toiles dont
ils font leurs chemises, & leurs
draps à coucher, sont iaunes, &
saffranées. Or bien qu'il semble
d'abord qu'ils n'vsent de ces linges ainsi colorez, que pour se garantir de la Vermine; Il y a de la
vray-semblance pourtant, que
cela ne contribuë pas peu à les
faire viure d'auantage que le
commun des Hommes. La raison est, que le Saffran maintienr,
& conserue les forces, tant à cause de son onctuosité, qui remedie au relaschement de la peau, &

à la dilatation des Pores, que par
sa chaleur, & moderée, & benigne, ioincte à son odeur extrémement douce , que l'Experience
nous appréd estre amie du Cœur,
du Cerueau, & mesme des parties qui seruent à la digestion des
alimens. Il me souuient à ce propos d'auoir connu vn Anglois,
qui toutes les fois qu'il s'embar-
quoit, ne faisoit pas de grandes
prouisions , encore qu'il creût
estre assez long-temps sans prendre terre : Mais qui se donnoit
sur toutes choses vn soin extraordinaire de porter vn sachet
plein de Saffran sur son Estomach , duquel il disoit receuoir
deux tres-bons effects ; l'vn de se
passer de manger , & l'autre de
s'exempter de vomir, à quoy il

se disoit estre fort subiect, auant
que d'auoir appris l'vsage de ce
remede.

A tout cecy se rapporte ce que 17
quelques Medecins, apres Hyp-
pocrate, ont iugé du changement de Linge, qui ne doit pas
estre si frequent dans les maladies, ny durant les grandes chaleurs, à cause qu'il ouure d'auantage les Pores, que lors que ce
qui touche la peau est gras, & couuert de crasse.

Bref, c'est vn conseil impor- 18.
tant pour se maintenir en santé,
& pour viure longuement, que
de se graisser d Huyle d'Oliues,
ou d'Amendes douces. La meilleure façon d'en vser, est de s'en
frotter tous les matins au sort
du lict, auec de l'esponge, ou de

la laine legerement imbibée; de
forte que la liqueur ne coule
point, ou ne tombe pas à terre;
mais qu'elle humecte feulement
la peau par deffus. A quoy ie voudrois encore que l'on adiouftaft
quelque peu de Saffran, & de fel
noir, ou qui n'euft pas efté blanchy parmy l'huyle; ce qui ferui-
roit à rendre le Remede aftrin-
gent.

19.   Mais il faut prendre garde fur
tout, à ne fe point froter auec trop
de violence, pour ne produire vn
effect contraire à celuy que l'on
pretend : c'eft à dire , pour ne
faire fortir les Efprits, au lieu de
les retenir. Voylà pourquoy ie
confeille que cét arroufement fe
faffe peu à peu, & legerement;
ou bien que l'on abbreuue mef-

me

me d'Huyle le linge qui touche la
peau.

Possible opposera-t'on à ce que 20.
uous venons de dire, que cette
couftume de fe graiffer d'huyle,
eftoit anciennement fort prattiquée parmy les Romains, qui
pourtant n'en receuoient pas les
effets que nous pretendons. mais
nous auons contre cette accufa-
tion vne forte defence, qui eft
que c'eftoit au fortir du Bain
chaud, que les Romains met-
toient de l'huyle fur leurs Corps;
au lieu que nous voulons qu'on
s'en frotte fans s'eftre baigné,
principalement dans de l'eau
chaude, comme c'eftoit leur couftume; à caufe que cette chaleur
auroit plus de pouuoir pour ou-
urir les Pores que la Frictio, dont

T

nous demeurons d'accord n'en
auroit pour les fermer. Auſſi tout
bien conſideré, ce n'eſtoit pas
leur attente, que de procurer par
là vne plus ferme ſanté ; mais
ſeulement de rendre leur peau
plus douce : & pour la meſme
raiſon, à cauſe qu'ils eſtoient voluptueux, ils ſe parfumoient au
ſortir du Bain. Mais pour ce qui
eſt des Parfums, ils ne s'accom-
modent point à noſtre deſſein,
d'autant qu'ils excitent & eſueil-
lent par trop la Chaleur, d'où
s'enſuiuent des inconueniens
tout à faict oppoſez à ce que nous
deſirons.

21.   Finalement, pour mieux entendre combien cette reſiſtance
à l'Air exterieur eſt profitable en
toutes ſaiſons, il faut prendre

garde qu'en Hyuer elle empefche
que le Froid ne foit fi penetrant;
& qu'en Efté elle ne donne pas vn
fi libre accez à la Chaleur de dehors vers celle qui eft dedans
nous ; d'où s'enfuit enfin que
ceux qui vfent de cette precaution, ne font pas fi foibles ny fi
extenuez pendant les grandes
Chaleurs.

Mais apres auoir monftré 22.
combien ces Onctions font vtiles, il faut que nous prenions garde aux bonnes façons de les pratiquer, & par confequent il me
femble à propos de deduire icy
quelques Inconueniens, qui en
peuuent furuenir, auec les moyens
d'y mettre ordre.

La premiere donc de ces in- 23.
commoditez eft, que le bouche-

ment des Pores, oſtant la liberté
aux Eſprits de ſortir, l'oſte auſſi
par meſme moyen aux Sueurs;
d'où il aduient que le Corps demeure chargé d'excremens, pour
n'auoir eu le moyen de s'en deſ-
charger par vne ſi ſignalée Euacuation, de laquelle, ſi elle vient
à eſtre ſupprimée, peuuent nai-
ſtre de dangereuſes maladies:
Mais pour obuier à ces Accidens,
il eſt neceſſaire de reparer ce deffaut d'expulſion de ſuperfluitez,
par des purgations douces, & des
clyſteres, qui en effet tirent dehors les humeurs nuiſibles, ſans
agiter les Eſprits, comme les
ſueurs.

24.   D'vn autre coſté, nous auons
à craindre que noſtre Chaleur
interne, ou nos Eſprits, tant ſi-

xes & arrestez à chasque partie,
qu influans & espandus de quelques sources principales, sur toute la Masse, par le moyen de leurs
canaux, à faute d'estre peu euen-
tez, ou pour se trouuer trop en-
fermez, ne s'enflamment à la fin,
& ne fassent boüillir le sang. De
là se peuuent ensuiure de tres-
grands Maux, tant à cause des
fumées qui s'esleuent au Cerueau,
qu'à raison des desbordemens,
& des sorties des humeurs hors
de leurs vaisseaux, desordres qui
pourroient enfin degenerer en
fieures ou fluxions, & en estouf-
femens, ou Apoplexies. Mais
pour preuenir ce danger, il est
necessaire que l'on se nourrisse de
viandes, & qu'on s'abreuue de
boissons qui fassent vn sang tem-

peré, afin qu'il ne soit pas susce-
ptible de ces embrasemens, &
qu'estant attenué il ne se iette
auec violence sur les parties, ou
qu'enfin y estant porté, il n'y
cause des ardeurs dangereuses,
& n'y fasse des érosions impor-
tunes.

25.   Le troisiesme inconuenient
que nous auons à preuenir est,
que le Cerueau ne deuienne chargé & accablé de vapeurs. Ce qui
cause ce danger est, que la transpiration ou dissipatiō des fumées
estant empeschée par tout le
Corps, il est comme infaillible,
qu'elles monteront en haut, &
se transporteront à la teste, à cause que c'est l'ordinaire des exha-
laisons de monter, & d'estre es-
louées; Et d'autant que ceste sur-

charge furuenant au ceruoau , feroit ineuitablement fuiuie de fu-
neftes accidens ; il importe de la
deftourner par de frequentes
purgations , ou pour le moins,
par l'vfage des lauemens, qui fans
faire du rauage, ny de l'agitation
à nos humeurs, font propres à vui-
der ces impuretez, qui s'efchauf-
feroient, fi elles croupiffoient, ou
s'arreftoient trop long-temps
dans les inteftins ; outre qu'elles
enuoyeroient des fumées vers la
partie fuperieure de noftre Corps,
qui eft comme le toiet d'vn logis, ordinairement plein, & chargé de vapeurs. Auecque cela, au
foin de lafcher le ventre, il faut
adioufter celuy de fe peigner, &
de fe frotter la tefte, & le haut des
efpaules, afin de donner iffuë aux

vapeurs, ou de les attirer ailleurs;
sans obmettre l'exercice, à cause
qu'il dissipe de nostre Corps
beaucoup d'humeurs superfluës.

26.   Pour dernier dommage pro-
uenant du bouchement des Pores de la peau, l'on a subiect de
soupçonner, que l'Esprit ne s'ex-
halant point demeurera enfermé,
d'où s'ensuiura que deuenant plus
copieux & plus abondant, à faute de se dissiper, il augmentera
de force, aussi bien que de quantité, & deuiendra trop actif, &
trop ruineux. Toutesfois, cette
apprehension seroit mal fondée,
à cause qu'au lieu de s'accroistre,
estant enfermé, il s'esteindroit
facilement, comme le feu se
stouffe s'il n'a point d'Air. Pour
empescher donc qu'il ne s'es-

mousse, ou qu'il ne s'esteigne, à faute d'auoir assez d'espace pour s'eslargir, il est expedient de ne luy boucher pas tout à faict ses sorties, & de s'opppser à ce qu'il ne prenne des Aliments qui en engendrent vne trop grande abondance. Mais sur tout il faut faire en sorte que ceux qui sont engendrez ne soient point petulans. Ce que l'on peut obtenir, en s'abstenant des viandes dont le suc est chaud, & en faisant choix de celles qui l'ont temperé.

Au surplus, il seroit peut estre 27. vtile de porter près de la peau du drap de laine, plustost que de la toile, à cause qu'il est onctueux, ou que de soy-mesme il a de la graisse: Et ce qui donne lieu à

cette penſée eſt que les Sachets &
les poudres de ſenteur, ne retiennent point leur force ſi longuement ſur les draps de ſoye ou de
lin, que ſur ceux de laine. I'adiouſte à cecy que la Contagion
s'attache bien plus facilement à
ceux qui ſont veſtus d'eſtoffes
groſſieres , qu'à ces autres qui
n'en portent que de déliées ; Et
de tout cela ie conclus, que celles-là immediatement poſées ſur
la peau, en dilatent moins les Pores, & par conſequent qu'ils font
moins exhaler les Eſprits.

28.   C'eſt poſſible là deſſus qu'eſt
fondée la couſtume des Hyberniens, de ſe bien enuelopper de
leurs couuertures de laine , dés
qu'ils ſe ſentent malades ; & de
reietter le linge dont ils vſoient

auparauant , pendant qu'ils
estoient en santé.

La derniere remarque tou-28.
chant les moyens d'empescher
les impressions ou les esmotions
trop violentes de l'Air exterieur
sur la Chaleur naturelle , ou sur
l'Esprit viuifiant , est , que d'en
respirer vn auquel on soit natura-
lisé, esmeut beaucoup moins, que
si l on change trop souuent , de
demeure, comme par exemple, si
l'on quitte les Montagnes, pour
se retirer aux Vallées ; ou si des
Pays secs on va s'habituer aux
lieux maritimes : ou si apres les
grandes Chaleurs du iour en plein
Esté , l'on s'expose aux frais-
cheurs de la nuict, surtout si on
se connoist suiect aux Catherres,
ou aux defluxions : Et par conse-

quent il eſt neceſſaire en tout cecy d'auoir eſgard aux Saiſons, aux
Lieux , & aux Temperamens des
perſonnes, qui ſont les derniers
conſeils que nous donnerons
pour maintenant ſur cette matiere.

OPERATION, OV

*Aduis touchant la Generation
& la Diſtribution du Sang.*

I I I.

HISTOIRE.

1. LES Aduis que nous allons
propoſer dans cét Article &
dans celuy qui ſuiura immediatement apres, ont de la correſpon-
dance auec les deux Operations

precedentes. Mais cette corres-
pondance eſt vne eſpece d'oppo-
ſition mutuelle, comme celle qui
ſe trouue entre les choſes qui agiſſent, & ces autres qui patiſſent. En
effet nous auons cy-deuant taſché
de deſcouurir les moyens d'empeſcher que l'Air & les Eſprits ex-
terieurs, qui font impreſſion ſur
nos Corps, ne leur cauſent de trop
grandes alterations; Et icy nous
ſongeons aux expedients de faire
en ſorte que le Sang & les Humeurs qui nourriſſent nos membres, ne ſoient trop alterez & ne
ſouffrent des degaſts trop dommageables auſſi. Au reſte pource
que le ſang eſt vne prouiſion neceſſaire pour la ſubſiſtance de
noſtre vie; il eſt à propos de mettre icy les premiers en ordre, les

Conseils qui tendent à bien mef-
nager vn fonds fi precieux : Ce
que nous fairons de telle forte,
que les expediens par nous pro-
pofez pour vne fin de cette importance , ne feront que peu en
nombre, de peur de laffer ou de
confondre l'Efprit de ceux qui les
liront, & ne laifferont pas toutef-
fois d'eftre fort importans , & de
tres-grande efficace.

2.   Nous fuppofons donc en premier lieu, que la meilleure difpo-
fition du Sang , pour n'eftre pas
diffipé, eft qu il ne foit point ef-
chauffé , mais temperé de froideur. Par confequent il eft neceffaire d'vfer d'Alimens , qui fans
nuire à la chaleur naturelle , tiennent les Humeurs qui en feront
engendrées dans vne modera-

tiõ de fraiſcheur, qui ne puiſſe apporter aucun preiudice à la Chaleur naturelle. Toutesfois, à cauſe qu'il eſt difficile d'vſer d'Alimens qui refroidiſſent le Sang,
ſans qu'ils nuiſent à l'eſtomach,
& aux parties qui preparent les
premieres viandes, pour la nourriture de tout le Corps : il n'y a
point de danger d'auoir recours à
d'autres aydes, pour faire reüſſit
noſtre Intention; principalement
aux deux ſuiuantes, qui me ſemblent y eſtre propres.

Le premier donc, eſt, Qu'on
s'accouſtume dés la ieuneſſe à v-
ſer de Lauemens, non pas Laxa-
tifs ou Neterſifs, mais ſeulement
Rafraiſchiſſans & Aperitifs : &
m'imagine pour cét effect qu'il
en faudroit faire auecque les ſucs

de Laictuë, de Pourpier, de Morelle, de Iombarde, & du Muci-
lage de Phyllium, ou graine à
pulce , mis dans vne Decoction aperitiue ; & y adiouſter
quelque grain de Camphre ; à
condition neantmoins que lors
qu'on ſera paruenu au declin dé
l'âge , l'on mette au lieu de ces
Sucs, ceux de Chychorée, d'En-
diue, de Bourrache, de Bugloſe,
&c. Et de plus , qu'on retienné
les lauemens, apres les auoir receus, le plus qu'on pourra, c'eſt à
dire, tout au moins, l'eſpace d'vne
bonne heure.

4.   ſ Le ſecond aduis, Qu'on ſe baigne en temps d'Eſté dans de l'eau
douce, & tant ſoit peu tiede, ſans
y meſler aucunes herbes emollié-
tes, comme ſont les Mauues, les
Guy-

mauues, la Mercuriale, la Parietaire, & ainſi des autres ; Mais que
pour toute addition l'on y mette
quantité de laiſt clair, & de roſes

Cependant il faut prendre garde que la froideur de l'Eau ne ſoit 5.
pas trop grande, & qu'elle ne faſſe point retirer tout à coup la
chaleur au dedans, à cauſe qu'e-
ſtant concentrée, au lieu de s'a-
doucir, elle s'irriteroit, & enflam-
meroit les humeurs.

A noſtre Intention auſſi reuient
fort bien l vſage des Veſſies, appli- 6.
quées en forme de Fomentation,
pleines de Decoctions faites auec
des Herbes rafraichiſſantes nom-
mées cy-deſſus, & moderement
attiedies, principalement ſi l'on
fomente le ventre, au bas, ou au
deſſous des coſtez, à cauſe que les

Viſceres, qui pouruoyẽt à la nourriture du Corps ſoit logée en cét
endroit, & qu'elles-meſmes eſtant
téperées, tout le reſte s'en reſſent.

7.   Or dautant que les Conſeils
precedents ne regardent que la
qualité du Sang, il me vient en la
penſée d'en adiouſter icy quelqu'vn qui ſe rapporte a ſa propre
Subſtance, & qui tende à luy donner vne conſiſtance ſi ferme, que
la vigueur de la Chaleur, ny la
force actiue de l'Eſprit, ne déſv-
niſſent point ſes parties, & ne diſſipent aucune portion de celles
qui eſtabliſſent ſa Compoſition.

        A cét effect pourroit ſetuir, ſi
8.   ie ne me trompe, l'Or preparé, ſi
l'on treuuoit moyen de le rendre
diſtribuable à noſtre Chaleur Naturelle, à raiſon de la fermeté de

son Suc interne, qui resiste à tant
de sortes d'espreuues violentes, &
rigoureuses, que sōt ordinairemēt
sur luy, ceux qui le purifient. Toutes fois, à cause que plusieurs le
rendent potable auecque des liqueurs corrosiues, il seroit necessaire de le dissoudre par quelque
moyen exempt d'acrimonie, ou
au deffaut de cét expedient, d'en
vser en chaux, en fueille, ou en limaille, dans des Oppiates amies
de nostre Chaleur naturelle, faites de poudres incapables de nuire, & qui luy fussent conformes,
soit en vertu, soit en proprieté.

Outre l'Or, on pourroit aussi 9.
à mon aduis, se seruir de Perles,
de Corail, & d'autres choses semblables, preparées selon la meto-
de que les bons Medecins ont in-

uentée, & auec l'induſtrie dont
ils ont accouſtumé de faire auiourd'huy leurs Magiſteres. Car
bien que quelques vns en blaſ-
ment l'vſage, la raiſon pourtant,
qui me perſuade que ces choſes
bien employées ne ſont pas inutiles, eſt, que par le moyen de la
grande Attenuation qu'on leur
donne, on les rend diſpoſées à
s'ingerer dans le Sang, & dans le
Suc nourricier, pour luy donner,
en s'y meſlant, plus de fermeté,
qu'il n'en a de luy-meſme; & par
conſequent, plus de reſiſtance à
eſtre diſſipé par la Chaleur, qui
ne deſtruit point les Subſtances
qui ont acquis de la lenteur, & de
la tenacité, comme celles qui ſont
laſches, & mal affermies. D'où il
s'enſuit enfin, que la pourriture

ne suruient pas au Sang si aisément, outre qu'il en deuient plus
propre à suftenter les parties, où
il paruient, & où il eft plus efpandu.

Il ne refte maintenant qu'à
dire auec quel ordre il eft expedient de mettre ces chofes en v-
fage. Pour en prefcrire vne me-
tode affeurée, ie vous aduertis
qu'on ne peut s'en feruir qu'en
vfant inuiolablement de ces precautions. Premierement, que ces
Subftances foient exactement
comminuées, c'eft à dire, tenduës
prefque impalpables par le broye-
ment, ou par les diffolutions
qu'on en aura faites. Apres, que
l'on ne meffe rien auec elles qui
foit malin, acre, ou veneneux;
comme font bien fouuent ceux

qui les diſſoluent auec des eaux
fortes, corroſiues, & rauageantes;
à cauſe que par ce meſlange l'E-
ſtomach, les Boyaux, & les Veines meſmes pourroient eſtre vl-
cerées. Adiouſtons encore à cela, qu'il n'en faut point vſer parmy les Aliments, de peur qu'il ne
s'en enſuiue de faſcheuſes obſtru-
ctions; Et pour concluſion, que le
plus ſeur eſt de n'en faire pas couſtume ; mais d'en prendre loin
à loin, de crainte qu'il ne s'en faſſe amas quelque part, d'où il ſoit
apres difficile de le faire ſortir.

11.   Par conſequent ie ſerois d'aduis, qu'on en priſt auec du Vin
blanc, auquel on pourra adiouſter quelque peu d'huyle d'A-
mandes douces. L'heure la plus
propre, à mon iugement, eſt le

matin, auant que de mettre aucuns Alimens dans l'Eſtomach;
& auſſi toſt apres, ie trouue à propos que l'on ſe promene, ou que
l'on faſſe quelque Exercice moderé.

C'eſt pourtant mon opinion, 12.
que de tous les Metaux, il n'y a
que l'Or, dont l'vſage ſoit certain, ou que l'on puiſſe impuné-
nément mettre dans le Corps; à
cauſe que les autres ayans vne coction moins parfaicte, n'ont pas
eſté ſi adoucis que celuy-cy par
la Nature; d'où il s'enſuit qu'ils
feroient plus de peine à noſtre
Chaleur, & que meſme il ſeroit
à craindre qu'il ne feûſt reſté en
eux quelque malignité, indom-
ptable ennemie de noſtre principe de vie : Et apres tout, c'eſt

V iiij

mon sentiment, que l'Or est meilleur reduit en poudre, qu'en aucune autre façon.

13.　Toutes fois, pour en parler sainement, ie declare icy que l'vsage de certains Bois me semble plus innocent, & de plus grande efficace, mesme pour nostre dessein, tant à cause qu'on peut s'en seruir aux repas, & en faire des infusions, & des decoctions dans des boissons ordinaires, auec lesquelles, ce qui en a esté extraict est porté bien auant dans les veines ; qu'à raison aussi de ce que l'on est hors de danger d'en contracter des obstructions.

14.　Quant aux Bois que i'estime, & qui sont principalement propres à l'effect que ie pretens, ils sont entr'autres les Sanolaux, &

particulierement le rouge. Celuy du Chefne n'y eft pas auffi inutile; & apres luy, ie penfe que l'on ne fairoit pas mal d'vfer de Rofmarin, ou mefme de Lierre. Mais pour confeil general, ie dis que l'on doit renoncer à ceux qui font fort refineux, à caufe qu'ils efchauffent trop.

Finalement, pour toucher quelque mot de la façon de faire des Decoctions ou des Breuuages auecque ces Bois, ie dis icy en paffant, qu'il faut les laiffer long-temps en infufion, auant que de les faire boüillir, afin d'en extraire la plus ferme Subftance, qui eft celle qui peut principalement donner au Sang vne confiftance, moins aifée à Diffoudre, & à Diffiper.

OPERATION

sur les Sucs, qui arroufent les Parties de noftre Corps.

IV.

HISTOIRE.

1. PAr le mot de Suc, nous entendons le Sang paruenu aux Parties par les canaux des Veines, afin de leur feruir de pafture, & de fe conuertir en leur propre Subftance. Or pource qu'auant qu'il air receu ce dernier changement, il peut fouffrir des alterations & des confomptions, ou diffipations dommageables; nous fongeons icy aux Moyens

de le garantir de ces inconueniens. Voylà pourquoy, auant
que d'entrer en Matiere, nous difons, qu'il y a deux Difpofitions
qui donnent de l'affermiffement
aux Corps, ou qui les empefchent
d'eftre aifement deftruicts, par
la defunion de leurs parties. L'v-
ne eft celle de l'Endurciffement,
ou de la Dureté, & l'autre cello
de la Lenteur, ou de l'Onctuofi-
té, comme nous auons defia remarqué dans les Recherches des
Proprietez, & de la Conftitution
des chofes inanimées.

Cecy donc eftant prefuppo-
fé, il n'eft plus queftion que de
voir iufques à quel degré d'ef-
paiffiffement l'on peut conduire
les Sucs dont nos Membres font
fubftantez; & comment les ren-

dre viſqueux, puiſque c'eſt noſtre deſſein, que les Parties n'en ſoient point deſpourueuës, ou qu'a faute d'en eſtre arrouſées, elles deuiennent fletries, ou deſſeichées.

3. Quant à l'Endurciſſement, il y trois moyens de le procurer. Le premier eſt d'vſer de Viandes, dont le Suc ait de la ſolidité : Le ſecond, de ſouffrir le froid, afin que la peau, & la chair en ſoient affermies : & le dernier, d'eſſuyer ces Sucs, ou d'en faire euaporer l'humidité ſuperfluë, qui les tenoit trop detrempez, & trop laſches.

4. A commencer donc par les Viandes, celles qui ſemblent propres à noſtre deſſein, ne ſont pas ſi aiſées à digerer, & font quelque reſiſtance à la Chaleur, de

sorte qu'elle n'en faict pas exhaler le suc qu'en est tiré. De ce rang
entr'autres sont les Chairs de
Bœuf, de Pourceau, de Cerf, de
Dain, de Cheureau, de Cygne,
d'Oyson, & de Pigeons ramiers,
ou sauuages; sur tout si ces chairs
ont esté salées, ou deffechées; &
pour la mesme fin aussi sont
propres les poissons salez, & fumez, le Formage vn peu raffiné,
& ainsi du reste.

Pour ce qui est du Pain, celuy 6.
de Froment n'a pas tant de resi-
stance que le pain d'auoine, d'orge, & de seigle, où l'on a meslé
des pois. Adioustez à cecy, que
des pains faicts de froment, celuy dans lequel on laisse quelque
peu de son, a plus de solidité que
cét autre qui n'est faict que de

la farine la plus fine.

6.   Les Orcades, qui ne se nourrissent que de Viandes salées, & qui sont communément mangeurs de Poisson, sont aussi pour la plus-part gens de longue vie.

7.   Et pareillement les anciens Hermites, qui ne mangeoient que fort peu, & qui n'vsoient que d'aliments secs, viuoient d'ordinaire vn grand nombre d'années.

8.   Adioustons encore à cela, que boire souuent de l'eau pure, empesche, que les Sucs ne soient si escumeux, ny si eschauffez ; Et dautant que l'Eau est paresseuse de soy, & qu'elle n'a point de penetration, mon sentiment est, que l'on ne fairoit pas mal d'y mesler quelque petite quantité de sel Nitre.

D'ailleurs, pour ce qui touche 9. l'espaississement de la Peau, & des Chairs, l'Experience nous apprend, que les hommes qui couchent à descouuert, sont ordinairement de plus longue vie, que ceux qui gistent mollement, ou à couuert; & le mesme aduantage se trouue encore dans les Pays froids, plustost que dans les chauds, à cause que les habitans de ces contrées-là ont les humeurs moins boüillantes, que ces autres de celles-cy.

Il est à remarquer de plus, que 10. le trop d'habits sur le Corps, & de couuertures dans le lit, eschauffe le sang, dilate les Pores, & fait exhaler les Esprits, rendant le Corps lasche, & debile.

Nous adioustons le mesme 11.

des Bains, & des Estuues chaudes, c'est à dire, que nous estimons, qu'elles font vn pareil effect; Et qu'au contraire, les Eaux froides en produifent vn tout different, à caufe qu'elles boufchent ou empefchent les Pores de la peau de fe relafcher. A quoy font propres auffi, certaines Eaux Metalliques.

12.   Quant à l'Exercice, il eft trescertain, que s'il eft fort, & robufte, il affermit la Chair, au lieu que la Pareffe, & l'Oifiueté l'amolliffent, & la rendent lafche: Où il eft à remarquer, que de tous les Exercices en general, ceux de la Campagne valent mieux que ceux qui fe font à couuert, ou dans des lieux à l'eftroit; & que fe baigner dans la riuiere en la

faifon

saifon propre, eft auffi vn moyen
tres-vtile, pour s'exempter de cette molleffe, que nous difons icy
eftre dommageable à la fanté.

Touchant la Friction, qui eft 13.
auffi vne efpece d Exercice, nous
ne tenons pas qu'elle puiffe fi af-
feurement eftre prattiquée, à caufe que frottant les extremitez du
Corps, les parties fuccent les Alimens, auant qu'ils foient digerez,
d'où il s'enfuit enfin, qu'il y a
beaucoup de cruditez, qui font
portées bien auant dans les
vaiffeaux.

Au refte, à caufe que l'efpaif- 14.
fiffement des Sucs n'eft pas toufiours affeuré, & qu'il empefche
qu'ils ne foient fi aifement diftri-
buez aux parties, pour reparer les
pertes continuelles qu'elles fouf-

X

frent de leur Subſtance ; Il vaut mieux nous arreſter à l'affermiſſement des Humeurs, qui leur apporte de l'Onctuoſité, & qui les empeſche d'eſtre diſſipées par la fermeté que leur donne leur plus parfaicte Coction.

15.　Il faut remarquer pourtant, que lors que nous parlons de donner du ſurcroiſt d Onctuoſité aux Humeurs, noſtre intention n'eſt pas de les faire degenerer en graiſſe, telle qu'elle ſe trouue adherante aux membranes, en pluſieurs endroicts de noſtre Corps; mais ſeulement de leur faire acquerir vne fermeté pareille à celle qui eſt dans ce Suc, que l'on nomme communement, *l'Humide Radical*, qui eſt le vray Siege & l'Appuy de noſtre Chaleur naturelle.

En effect, quand ainsi seroit, 6.
que nous engendrerions des Substances huyleuses, ou onctueuses,
nous ne satisfairions pas pour cela à nostre intention, à cause que
les graisses estans vne fois engendrées, elles ne seruent point de
prouision pour substanter les
parties charnuës, ayans receu leur
dernier acheuement, aussi bien
que le reste des Substances, d'où
elles ne peuuent plus reuenir,
mais seulement se consommer,
ou se fondre. Et par consequent,
nostre dessein est, que les Alimens, qui s'appliquent à l'entretien de nos Membres, soient bien
cuits & digerez, iusques au degré
le plus commode, pour estre con-
uertis en chair, qui soit & ferme,
& solide.

17. Que fi l'on nous demande des preuues, pour faire voir que les Sucs deuiennent moins aifez à diffiper, quand par le progrez de la Coction ils fe rendent plus onctueux; il ne faut que prendre garde combien obftinement l'Huyle fe tient attachée au papier, ou aux eftoffes, quand il eft efpandu deffus.

18. Pour venir donques à noftre but, il nous faut propofer que les Viandes qu'on met à la Broche, ou au Four, pour les faire cuire, font plus propres que celles qu'on cuit dans de l'eau, à caufe que cette augmentation d'Humidité empefche l'affermiffement que nous pretendons : dequoy nous auons des marques tres-euiden-tes, dans les façons communes

de tirer les Huyles, veu qu'on ne
les faict sortir, que des choses dessechées, ou qui ont desia perdu
leur Humidité aqueuse, c'est à
dire, leur surabondance d'Eau.

Dauantage, nous disons generalement, que pour arrouser les
parties de Sucs, qui soient tels que
nous pretendons, l'on ne faict pas
mal d'vser de choses douces, comme sont le Sucre, le Miel, les A-
mandes, les Pignons, les Pista-
ches, les Dattes, les Raisins de
caisse; ceux qu'on appelle de Co-
rinthe, les Figues, & autres choses semblables : comme au contraire, il faut s'abstenir de tout
ce qui est salé, acre, mordicant,
& trop desseché.

Auecque cela, craindre que
l'on nous blasme de tomber mi-

ſerablement dans l'Erreur ſuper-
ſtitieuſe de ces anciens Scrupu-
leux , qui tenoient à cruauté de
tuer les Animaux pour la nourriture des hommes; nous ſouſte-
nons hardiment , Que l'vſage
des Semences , des Plantes , de
leurs Amendes , ou de leurs Racines , doit eſtre frequent , veu
que le Pain , qui eſt le plus commun , & le plus ferme de tous les
Alimens , eſt par tout , ou quelque Grain , ou quelque Racine.

21.   Mais on doit ſur toutes choſes
bien ſonger au chois que l'on fera des BOISSONS; dautant qu'elles
ſeruent à deterper, & à diſtribuer
les Viandes. A raiſon dequoy, à
le prendre en general , nous approuuons principalement celles,
qui ſans eſtre, ny aigres , ny acres

font legeres & faciles à diftribuer;
Auquel rang nous mettons les
premiers les Vins bien meurs,
efpurez au dernier poinct, pour
auoir efté gardez long-temps, &
le mefme doit s'entendre des Bieres de toutes fortes.

A ce deffein pourroit bien feruir l'vfage de l'Hydromel, pourueu qu'il fût vieil & vineux. Toutesfois, à caufe que le Miel eft
acre de fa nature, & capable de
faire errofion, comme l'Experience le confirme, par l'Extraict
que les Chymiftes en font, qui
diffout mefme les Metaux; Il
vaudroit mieux faire des breuuages pareils auecque du Sucre, c'eft
à dire, au lieu de fe contenter
de le diffoudre dans l'Eau, de
l'y faire boüillir fortement,

comme on faict le Miel, & de le garder pour le moins vn an, auant que d'en boire.

23.   Or dautant que les Vins, & les autres breuuages, à mesure qu'ils se departent, deuiennent plus vigoureux en Esprits, soit qu'en s'attenuant, & se rendant plus subtils, ils acquierent par mesme moyen trop de poincte, & d'acrimonie; Afin de remedier à cét inconuenient, ie serois d'auis, que, comme ils cessent d'estre Moust, ou sur la fin de ces grands boüillons, qu'ils iettent dans les Cuues, ou dans les Tonneaux, on y iettast quelque piece de Chair de Pourceau, ou de Cerf, afin que toute la force, & la fureur des Esprits s'euaporassent sur ces Viandes; & que le Corps en de-

meuraſt plus adoucy, & d'vn vſage moins dommageable.

Pour ce qui eſt des Bieres, il y
a quelque apparence, que ſi au
lieu de les faire ſimplement auecque du grain d'Orge, de Froment, & de Pois, l'on y mettoit
enuiron vn tiers de Racines de
Conſoude, de Bardane, & de leurs
ſemblables, moëlleuſes, & ſuccu-
lentes, l'vſage en ſeroit plus vtile, à prolonger la vie, qu'en les faiſant à la façon ordinaire.

Pour concluſion de cette Matiere, diſons, que les choſes qui
ont leur Subſtance ſubtile, ſans
eſtre neantmoins, ny acres, ny
corroſiues, ſont fort propres à
l'aſſaiſonnement des Viandes; &
de cette nature, ſont certaines
Fleurs aſſez communes, entr'au-

tres celles de Lierre, qu'on peut mettre en infusion dans du Vinaigre, sans qu'il en perde son goust; celles de Soucy, ou de Violettes, dont on peut faire des boüillons; celles de Betoyne, d'Oeillets, & quantité d'autres, passe soubs silence.

OPERATION, OV

Aduis touchant l'Oeconomie des Visceres, pour bien preparer & distribuer les Aliments.

V.

HISTOIRE.

I. LEs choses les plus capables de fortifier le Foye, le Cœur, & le Cerueau; qui ont l'aduantage sur tout le reste des Parties, & qui donnent en effect vn secours

continuel, & neceſſaire pour leur
Subſtance; ſont fort exactement
enſeignées par les Medecins; &
par conſequent, c'eſt de leurs
Conſeils & de leurs Effects qu'on
doit principalement les appren-
dre.

Il eſt bon auſſi, que l'on ſe rapporte à eux du Temperament,
& des Fonctions des Parties, qui
ſont deſtinées à ſeruir celles-là,
& qui leur ſont entierement ſouſ-
miſes: De ſorte que nous n'entre-
prenons pas icy de faire vn Trai-
cté exprès du Temperament, ny
de l'office de la Ratte, de la Veſ-
ſie, du Fiel, des Reins, du Me-
ſentere, du Pancreas, des Inteſ-
tins, ny du Poulmon, & encore
moins des Maladies, qui leur arriuent, & qui renuerſent enfin

l Economie des plus excellens de
ces autres Membres. Tout nostre dessein n'est que de confide-
rer auec quel soin l'on peut les
rendre disposées à retarder les
incommoditez de la vieillesse, &
à faire en sorte qu'elles soient plus
legeres , & plus supportables
quand elles suruiendront.

3.   Ce n'est pas que nous ne de-
meurions d'accord ; que les Liures de ceux qui font profession
expresse de mesnager la santé du
Corps humain , ne contiennent
de tres-vtiles enseignemens pour
ce dessein mesme ; puis que les
aduis qu'ils donnent touchant la
Diete, ou le Regime de viure, font
tres-raisonnables : & que de plus,
ils enseignent à prattiquer de
temps en temps les Purgations,

& les Saignées, qui sont sans doute les vrays moyens d'euiter de grandes indispositions, quand l'on s'en sert à propos. Mais tout cela n'empesche pas que nous ne proposions icy quelques sentimens particuliers, formez & fondez sur nos propres Obseruations.

A commencer donc par l'Estomach, qui est, par maniere de dire, le Viuandier, & le Pouruoyeur de tout le Corps, & qui faict necessairement la premiere preparation des Viandes, au lieu que s'il manque à son deuoir, les fautes en sont apres irreparables, & nuisibles à tout le reste ; Il faut faire si bien, qu'il ait de la vigueur, & de la Chaleur sans excez ; Et de plus, qu'il soit serré,

non pas lasche ; Mais sur tout,
qu'il demeure net autant qu'il se
peut, & deschargé d'impuretez:
où vous remarquerez, que nous
ne conseillons pas, qu'il soit vuide tout à faict, mais pur seulement, & sans immondices ; veu
que prenant sa nourriture des A-
limens qu'il prepare, plustost que
du Sang des veines qui l'arrou-
sent, on luy fairoit tort, sans
doute, de le laisser entierement
despourueu des prouisions necessaires ; mais on doit principalement prendre garde, de ne sur-
charger pas, & de n'esteindre
point trop sa faim, à cause que
l'Appetit, ou l'enuie de manger,
est vne marque certaine que la
Digestion se faict heureusement.

C'est vn de mes estonnemens, 5.
que la coustume de boire chaud,
qui estoit anciennement si au-
thorisée, soit à present entierement abolie. Ie rapporteray à ce
propos, qu'il me souuient d'a-
uoir vescu familierement auec vn
Medecin tres celebre, qui à l'entrée de ses repas, prenoit ordinairement vn boüillon chaud,
qu'il humoit tout d'vn coup, afin
d'en sentir moins la Chaleur; &
aussi tost qu'il l'auoit pris, il sou-
haittoit qu'il fust hors de son
Estomach, disant, *Qu'il n'auoit*
pas besoin d'estre humecté, mais seu-
lement eschauffé.

Quoy qu'il en soit, c'est mon 6.
sentiment qu'on fairoit bien à
l'entrée de table, de boire vn
traict de Biere, de Vin trempé,

ou de quelque autre boisson ordinaire, vn peu chaude, tant
pour aider à mieux destremper
ce que l on mangeroit apres, qu'a-
fin de tenir en vigueur l'Estomach, en fomentant ainsi ses
membranes.

7. D'ailleurs, ce ne seroit pas mal
aduisé, ce me semble, de boire
vne fois à chaque repas, du Vin,
où l'on auroit esteint de l Or;
non pas que nous voulions faire
accroire que ce Metal precieux
ait quelque vertu specifique, amie
de l'Estomach, mais bien pour
auoir appris par Experience, que
toute extinction de Metal, dans
quelque liqueur que ce soit, sert
puissamment à serrer & à causer
de l'Astriction. Or quant au chois
que nous faisons de l'Or par dessus

ſus tous les autres Corps Metalliques, il est fondé ſur cette raiſon,
qu'eſtant eſchauffé, il ne laiſſe
tomber aucunes eſcailles de ſa
maſſe, à cauſe de ſa pureté.

Ie trouuerois bon auſſi, que l'on
fiſt des Roſties d'excellent vin,
pour en manger quelque peu,
vers le milieu du repas; ſur tout ſi
auecque le ſucre on y iettoit par
deſſus quelque peu de poudre de
fleurs de Roſmarin, & d'eſcorce
de citron deſſechée. La raiſon eſt,
pource que le ſucre venant à ſe
diſſoudre, retiendra plus long-
temps par ſa lenteur, dans le
creux de l'eſtomach, ces poudres
fortifiantes, d'où s'enſuyura vn
meilleur effect pour luy.

L'vſage a de longue main mis
en credit, les Coins cuits & con-

fits, pour aider à la Digestion; Et noftre deffein n'eft pas de blaf-mer la couftume d'en manger: feulement faifons-nous differen-ce des paftes, d'auec les mor-ceaux, ou les quartiers de ce Fruit; & difons que celles-là font incomparablement plus profita-bles que ceux-cy, à caufe qu'elles font moins dures & pefantes. Il ne refte plus qu'à decider, quand il eft meilleur d'en prendre, ou à la fin, ou à l'entrée du repas: fur-quoy noftre opinion, eft que l'vn & l'autre peuuent feruir; auec cet-te precaution neantmoins; que pour incifer les Glaires arreftées dans l'eftomac, il eft plus à pro-pos d'en prendre au commence-ment, & mefme détremper ce qu'on en prend auec quelque

peu de vinaigre : Mais s'il n'est
question que d'aider à la Digestion, il est bon de clorre par là
le repas, & den'y mesler rien.

Nous iugeons aussi propres à
cette fin, entre autres Plantes, le
Rosmarin, l'Absynte, la Sauge,
l'Anis, ou le Fenoüil, & la Mente,
que le Vulgaire parmy nous appellé le Baume des Iardins ; & de
tout cela on peut faire des Con-
serues, ou des Pastes, pour en
porter sur soy plus aisément.

Pour le regard des Gommes, il
est certain que le Mastic est propre à conseruer, & accroistre la
force de l'Estomac : l'Aloës n'est
pas mauuais non plus ; & nous
approuuons fort qu'on en fasse
des Pillules usuelles, auec du Sa-
fran, selon l'ordre des Medecins.

Y ij

Seulement ſerions-nous d'aduis, que l'on ne ſe contentaſt pas de le lauer dans le ſuc des Roſes, comme c'eſt la couſtume; Mais qu'on le fit encore diſſoudre dans du bon, & fort vinaigre, & meſme qu'on y meſlaſt de l'huile d'Amé-des douces; c'eſt à dire qu'ó le laiſ-faſt macerer par l'eſpace de quel-ques heures, dans la portion de la Maſſe dont on voudroit former des Pillules. Pour concluſion, nous aduertiſſons les Curieux, que c'eſt principalement en Hyuer, qu'on doit yſer de cette ſorte de Remede.

En cette meſme ſaiſon, l'on 12. peut prendre auſſi, s'il en eſt be-ſoin, du Vin d'Abſynte, apres y auoir mis en infuſion quelque peu d'Enula, & de Sandal Cytrin

Sur quoy neantmoins on fera
fort bien de prendre l'aduis de
quelque habille Medecin ; dautant que ces choses ne sont pas in-
differemment propres à toutes
personnes.

Vers le milieu de l'Esté, l'on 13.
pourra boire de l'Eau de Fraizes,
où l'on ait mis de la poudre de
Perles, ou d'Escreuisses, calcinée;
& ce que l'on treuuera plus estrange, quelque peu de croye, broyée
tres - subtilement; pource qu'en
effet cette Boisson raffermit merueilleusement l'Estomac, quand
il est relaché, principalement si
l'on y adiouste vn peu de Vin excellent.

Il importe entre autres choses, 14.
de s'abstenir de toutes sortes de
Breuuages rafrechissants, comme

sont les Decoctions de Cichorée, & de Fleurs de Violettes; le petit Laict, & autres semblables, quand il s'agist de fortifier l'Estomac. Que si l'on n'y veut point renoncer, il y aura moins de danger d'en vser, trois ou quatre heures apres auoir disné, ou enuiron vne heure apres qu'on aura desieuné.

15. Ceux qui souffrent de trop longs Ieusnes, parmy de grandes & penibles occupations, ne font rien de bon pour la pretention du prolongement de la Vie. La raison est, pource que cela leur cause des Extenuations, qui sont apres tres-difficiles à reparer, & presque sans remede.

16. Vn des meilleurs moyens de fortifier l'Estomac, est de graisser l'espine du dos à l'endroit opposé

à son emboucheure, auec que du
Mitridat dissoût dans l'Huile
d'Oliues, ou d'Amendes douces.

Il y a aussi plusieurs Baumes qui
pourroient seruir à cette fin, ap-
pliquez de la mesme sorte. Que si
ie n'en parle point particulierement, c'est à cause que l'on sçait
bien qu'ils ne sont propres à cét
effet, que par le moyen de la Chaleur des Huyles, dont ils sont
composez ce me semble : de sorte qu'il ne seroit pas inutile de faire des sachets de Bourre d'Escar-
latte, qui auroit esté abbreuuée
d'excellent Vin, où l'on auroit
mis du Myrthe, des escorces d'O-
renge, & de Citron, & quelque
peu de Saffran ; Ce qu'il faudroit
applicquer au dessus de l'Estomac, quand on le voudroit, pour

Y iiij

l'auoir fort & vigoureux, par le moyen de ces Sucs.

17. Quant au Foye, tous les Aduis que l'on peut donner, pour le conseruer en bon estat, se reduisent à l'exempter d'Obstruction, d'Inflammation, & de Dessechement. Car estant garanty de ces trois inconueniens, il se deffend puissamment des incommoditez qui suruiennent d'ordinaire à la Vieillesse.

18. Les Conseils donnez iusques icy, touchant la Generation du Sang, sont propres à preseruer le Foye des maux dont nous venons de parler, de la malignité desquels depend sa ruyne. Voila pourquoy il est bon de pratiquer ces Aduis, pour la conseruation d'vne si noble & si importante

partie. Toutesfois par dessus eux, **19.**
nous allons mettre en auant quelques Aduertissements noueaux,
qui sont, à vray dire, petits en nó-
bre, mais de tres-grande consequence, & tous bien choisis.

En premier lieu, nous trouue- **20.**
rions bon, que les Riches eussent
tousiours du Vin de Grenades
douces; Et quant à ceux qui n'ont
pas moyen de faire cette despen-
se, nous leur conseillons de re-
courir à l'Expression du ius de ce
fruict, pour en boire à ieun, mettant au fonds du verre, & du vase
où coule ce ius, quelques pellicu-
les, ou trenches déliées d'escorce
de Citron recente, & deux, ou
trois cloux de gerofle entiers, qui
infusent dedans, tandis que ce
ius se purifie.

21. De toutes les Plantes, il n'y en a point dont l'on doiue se seruir plus ordinairement, que du Cresson terrestre, appellé par quelques-vns *Cresson Alenois*, & par les Latins *Nasturtium*. Il est meilleur tendre, que desseiché; Et l'on peut mesme en vser tout crud, ou cuit, dans des boüillons, ou infusé dans la Boisson dont on vse.

22. L'Aloës est pernicieux au Foye; mais la Reubarbe au contraire luy est amie. Toutesfois, afin d'vser plus seurement de celle-cy, il est bon d'y apporter trois precautions. La premiere, de le prendre à ieun, de peur que meslé parmy les Alimens, il ne les arresté par sa *Stypticité*, c'est à dire, de crainte qu'il empesche, qu'ils ne soient aisément distribuez, à cause de sa vertu

aſtringente. La ſeconde, de le laiſſer macerer, ou infuſer dans de l'huyle d'Amendes douces recente, & dans de l'Eau roſe, par l'eſpace d'vne ou deux heures, auant que de le prendre, ſoit en infuſion, ſoit en Subſtance; Et la troiſieſme, d'y meſler vn peu de créme de tartre, ou quelque grain de gros ſel, afin qu'il tranche mieux les groſſes Humeurs, pour leſquelles il eſt tout ſeul trop pareſſeux, & a ſon action trop lente.

L'Acier infuſé dans du Vin, 23. ou, pour mieux dire, le Vin dans lequel l'Acier a infuſé, eſt auſſi vtile à prendre, pourueu qu'on n'y reuienne point trop ſouuent, & que cela ne ſoit que loin à loin, ou trois ou quatre fois l'année : & le fruict qui prouient de là, eſt

que ce Breuuage empesche les
obstructions. Que si l'on ne veut
dóner que la poudre, il faut qu'elle soit merueilleusement subtili-
sée, & prise en tres-petite quátité;
& apres auoir aualé vne cuille-
rée d'Huyle nouuelle d'Amendes douces: à quoy il faut ioindre
quelque peu d'Exercice, afin que
cette Substance lourde soit mieux
poussée par la Chaleur esueillée.

24.   Ces sortes de Boissons huyleuses, grasses, & douces, que l'on
appelle *Emulsions*, *Amendez*, ou
Mucillages, ne nous semblent pas
inutiles, pour empescher le desseichement du Foye, en le conser-
uant mollet, & temperé. Les façons de faire des Orges mondez,
& des breuuages auecque des Semences froides, sont venues à la

connoissance des plus Mecani-
ques : Et à cause que les Iujubes,
les Figues, les Raisins de Damas,
les Sebestes, & les Dattes, ou les
fruicts de la Palme, ne sont pas si
ordinairement maniez de toutes
mains ; nous auertissons que l'on
en peut faire des breuuages, qui
tendent à mesme fin, & y adiouster ce qu'il y faut apeu pres de
Reglisse. A quoy sert beaucoup
aussi la Decoction du *Mayz*, ou
du Bled d'Inde, faicte auec vn
agreable meslange de choses
douces.

Il n'y auroit pas danger encore de faire des salades des racines
de Bourrache, de Buglosse, de Cichorée & de Bettes, apres les auoir
cuittes, iusques à ce qu'elles soient
amollies. Les Asperges tendres ne

font pas non plus mauuaifes, outre que l'on fairoit fort bien , ce
me femble , de mettre dans ces
boüillons, des Bourgeons de Vigne tendres , en la faifon qu'ils
pouffent, auec les poinctes du blé
verd , ou qui eft encore en Herbe. *

Le plus grand dommage, & le
principal fecours auffi que reçoit
le Cœur , viennent de l'Air qu'il
refpire , & par confequent il importe beaucoup qu'on euite celuy
qui eft chargé, ou infecté de vapeurs malignes. Mais pour les
Compofitions cordiales, que la
Medecine a authorifées, leur effect n'eft pas toufiours fi certain,
ny fi vtile, qu'on fe le promet.

26. Quant à l'Air, il nous femble
que celuy qui eft bien defcou-

+ Il y a en
cét endroit
quelques li-
gnes de tra-
duction ob-
mifes, pour-
ce qu'elles
ne font
qu'vne Re-
petition de
ce que l'Au-
theur a def-
ja dit.

uert, & libre de tous coſtez, eſt
incomparablement meilleur, que
cét autre qui eſt preſſé par trop, &
comme eſtouffé; Car au lieu que
celuy-là n'eſt point croupiſſant,
ny plein de Vapeurs, celuy-cy au
contraire, eſt groſſier, eſpais, &
relant. L'Air eſt auſſi d'autant plus
commode, que le lieu qu'on choi-
ſit pour ſon ſeiour, n'eſt point
dans vn Pays trop ſec, ny ſablonneux; mais en vn terroir ombra-
gé d'arbres en diuers endroits, &
auec cela parſemé d'Herbes, & de
fleurs odorantes. Que s'il y re-
ſtoit encore quelque choſe à de-
ſirer, ce ſeroit ſeulement que ce
Pays-là fût arrouſé de quelque
ruiſſeau, & non pas de Lacs, ny de
grandes Riuieres; pource que la
trop grande quantité d'Eau cauſe

parfois des broüillards.

27. Dauantage, il est certain, qu'il vaut mieux se promener au grãd Air au matin, que non pas au soir, encore que pour l'ordinaire l'on se plaise plus aux promenades du declin du iour, qu'à celles de son commencement.

28. C'est nostre opinion, que l'Air doucement esmeu par quelque petit vent, est plus sain que celuy qui est tout à faict serain. Pour ce qui est des vents, les Zephyrs sont plus agreables au Matin, & la Bize plus vtile apres Midy, ou sur le Soir.

29. Il est indubitable d ailleurs, que les Odeurs douces seruent grandement à fortifier le Cœur; d'où il ne s'ensuit pas neantmoins que l'Air emprunte des senteurs

ee

ce qu'il a de bon : mais comme
parmy les Airs contagieux il y en
a qui sont plus pestilents, & plus
pernicieux, encore qu'ils ne soient
point plus puants ny plus infe-
ctez ; Ainsi parmy les salutaires, il
y en a de plus vtiles, combien
qu'ils soient moins odorans. De
sorte que l'on ne faict pas bien
d'vser tousiours de parfums, mais
seulement par interualles, pour
recréer les Esprits.

Les Odeurs que nous prisons
par dessus toutes les autres, sont
celles qui s'exhalent des Plantes
viues, & qui s'espandent au grand
Air. Telle est entr'autres la senteur des Violettes, des Oeillets,
des fleurs des Febues, des fleurs de
Vigne, de Cheurefueil, telle de
Citronnier, d'Oranger, de Ias-

min, des Roses musquées, du Thim, du Serpolet, de la Mariolaine, & ainsi des autres semblables. C'est pourquoy nous conseillons que l'on s'esgaye par fois dans ces lieux agreables, où l'on peut resiouyr l'Odorat, & recréer le Cerueau de ces Parfums.

32.   Des Senteurs les rafraischissantes sont plus à priser, que les chaudes; & par consequent, nous approuuons fort les Cassolettes dans les Chambres, & mesme qu'on verse du Vinaigre, de l'Eau rose, & du Vin excellent, meslez par esgales parties, sur des pesles eschauffées & rougies, afin d'en espandre la fumée dans les logis, aux endroits où l'on apprehende que l'Air soit relent.

33.   Il y a bien d'auantage; C'est

que nous approuuerions encore
qu'on arrousast le paué de telles
liqueurs ; au lieu d'Eau commune, qui s'alentit, & sent bien tost
le croupy, apres qu'on l'y a ver-
sée.

Il est bon mesme qu'on atti- 34.
re par le nez de l'Eau rose excellente, meslée auec quelque peu
d'Eau de fleur d'Orange, & quelque portion de Vin odoriferant.

Adioustons y de plus, qu'à fau- 35.
te de Bethel* on peut former cer- *Plante
taines Pastes de Mastic, de bois merueil-
d'Aloes, de bois de Rhodes, de leuse dont
Racine d'Iris, de Musc, d'Am- l'Antheur
bre, pour faire des Masticatoi- a parlé cy-
res, afin que le Cerueau & le deuant, el-
Cœur en soient resioüys; où il est le sert de
à remarquer, que cette compo- Mastica-
sition sera beaucoup meilleure, si toire aux
Indiens.

Z ij

lon y fait entrer quelque peu de vray baume Oriental.

36.   Toutesfois il est necessaire que les Odeurs dont on se sert pour fortifier le Cœur soient douces, nettes, & exemptes de trop de Chaleur ; douces, afin qu'elles n'entestent point, & par mesme moyen qu'elles n'affligent aucunement les Esprits ; Nettes, pour ne leur apporter du desordre : Et sans Chaleur excessiue, afin de ne les pas enflammer, sous pretexte de leur donner surcroist de vigueur.

37.   Au reste parmy l'abondance des choses qu'on reconnoist Cordiales, il y en a peu que l'on puisse mettre sans danger dans vn vsage ordinaire : Et pour celles dont on se peut seruir plus vtile-

ment, il ne faut point douter
qu'elles ne cedent toutes à l'Ambre gris ; apres lequel nous ne reiettons pas le Saffran, ny le Ker-
mez d'entre les choses chaudes ;
comme parmy les froides, ou les
temperées, nous donnons pre-
mierémét nostre adieu aux racines de Buglosse, & de Bourrache,
puis aux Citrons doux, aux Oran-
ges, & aux Pommes de bonne
senteur. L'Or aussi, & les Perles,
comme nous auons desia dict,
peuuent contribuer au rafraischissement, soit dans les Veines,
comme en passant, soit dans les
Entrailles, sans y laisser aucune
qualité dommageable.

Pour la pierre de Bezoard, 38.
nous n'en condamnons pas entierement l vsage, à cause de l'e-

ſtime qu'on en faiẛt, & du credit qu'on luy donne. Nous ſerions pourtant d'aduis qu'on n'en vſaſt que de quelque façon propre à le bien faire diſtribuer ; & par con-ſequent, nous ne treuuons pas fort bon qu'on le detrempe ſim-plement dans des Eaux cordiales, ou dans des Boüillons : car il nous ſemble qu'il vaudroit mieux qu'on le fiſt prendre auecque du Vin, ou de l'eau de Canelle, qui ne fuſt pas neantmoins ſi forte, que pluſieurs ont accouſtumé de la faire.

9. Mais apres tout, le vray moyen de bien fortifier le Cœur, eſt de le tenir touſiours eſueillé par de hautes entrepriſes, & par des de-ſirs releuez, euitant la triſteſſe, qui tient ſes forces captiues, & les

Esprits comme emprisonnez.

Il reste apres tout, que nous 4o. songions au Cerueau, à cause qu'il est comme la Citadelle, où sont placées toutes les forces animales, c'est à dire les puissances, qui produisent le Sentiment, le Mouuement, & les fonctions de la Raison. Il est bon sur ce suiect de repasser dans la memoire ce que nous auons dit cy-dessus, des moyens d'empescher les veilles excessiues ; & de prouoquer vn sommeil paisible. De plus, à cause que l'Estomach, & les parties du bas ventre enuoyent incessamment des fumées au Cerueau, il est à presumer que ce qui est vtile à celuy-là, profite aussi à celuy-cy, à raison de la Sympathie qui est necessairement entr'eux. De

forte que par le vray chois des
Viandes, l'on fait du bien à la Teste, & on la tient en tres-bon
temperament. Aussi est-ce la
cause pour laquelle ie vous ren-
uoye à ce que i'ay dict cy-dessus, touchant les moyens d'ayder
au Ventricule, ne me reseruant
qu'à proposer quatre Conseils,
dont les trois concernent vne
Application exterieure, & vn seul
sera destiné à faire prendre quelque chose au dedans.

4I.   Le premier de ces Aduis est,
que l'on s'accoustume à lauer les
pieds, au moins vne fois la sep-
maine : Et afin que cela fust plus
profitable, il seroit bon de faire
boüillir dans l'Eau que l'on de-
stine à cét effect, de la Sauge,
de la Camomille, & des fleurs

de Vigne, lors que c'en est la saison.

Apres cecy l'on se trouueroit 42.
fort bien de faire des parfums
tous les matins, auec du Rosmarin desseiché, des fueilles & des
rameaux de Laurier, & pareillement du bois d'Aloës ; car pour
les Gommes, elles font vne fumée, qui estourdit, & appesantit
le Cerueau.

Pour troisiesme Aduertisse- 43.
ment, ie dis qu'il faut s'empescher d'appliquer des choses Aromatiques, & de forte odeur sur
la teste ; au contraire, ie suis d'aduis qu'on les mette plustost sous
les pieds ; & tout ce que ie puis
permettre est, qu'en cas de besoin l'on fasse sur cette partie-là
quelque arrousement auec de

l'Huyle rosat, & de Myrte, où l'on mesle vn peu de sel, & de Saffran.

44   Nous approuuons au reste de prendre dans vn boüillon tous les matins par l'espace de quatorze iours, trois ou quatre grains de *Castoreum*, auec vn peu de semence d'Angelique, & de *Calamus Aromaticus* ; toutes lesquelles choses fortifient le Cerueau ; outre que dans cét espais amas de Substance, que i'ay dict estre si necessaire à la longueur de la vie, les Esprits en reçoiuent vn grand surcroist de vigueur & de viuacité.

Bref, tout ce que nous auons proposé touchant l'Economie des Entrailles, tend à les fortifier, & exclud la grande abondance de Drogues, & de Medica-

mens, qui eſt vne marque certaine de l'ignorance de ceux qui la
conſeillent ; veu qu'il eſt certain,
que comme l'excez du manger
cauſe beaucoup de Maladies,
l'excez des Medicamens au contraire, ne fait que fort peu de
gueriſons.

ADVIS

*Touchant la diſtribution des Ali-
ments aux Parties exterieures.*

VI.

HISTOIRE.

ENcore que la bonne & par- 1.
faite digeſtion des Alimens
dépende principalement de la
vigoureuſe conſtitution des Parties interieures ; Si eſt-ce que pour

les bien employer, & les diſtribuer par tout le Corps, il eſt
neceſſaire, que les exterieures
meſmes y contribuent de quelque Action, afin qu'à meſme
temps que celles-là enuoyent,
celles-cy ſoient preſtes à receuoir:
Et qui plus eſt, lors que celles-là
ne font qu'agir foiblement, il eſt
bon que le concours de celles-cy
ſoit plus fort ; & que l'on eſueille
les vnes par l aſſiſtance des autres.

2. Le moyen donc le plus aſſeuré d'aider les membres du dehors
à puiſſamment attirer ce qui leur
eſt neceſſaire pour leur Nourriture, c'eſt de ne les laiſſer pas oiſifs :
mais de les remuer, & les faire a-
gir ; afin que leur Chaleur en ſoit
augmentée, & mieux diſpoſée à

mettre à profit la prouiſion qu'elle ſe faict apporter , par le long
des canaux, & des veines, qui ſont
deſtinées à l'y conduire.

Toutes fois , il faut prendre 3.
garde, que penſant gaigner, l'on
ne perde, & que la Chaleur, qui
appelle à ſoy vn nouueau Suc, ne
faſſe diſſiper celuy dont elle eſtoit
deſia pourueuë, ſoit en le ſubtiliſant par trop , ſoit en dilatant
par excez les Pores des parties
charnuës, qui en ſont abbreuuées.

A ce deſſein ſeruent grande- 4.
ment les Frictions , ſur tout celles qui ſont faictes au Matin,
pourueu neantmoins qu'auſſi toſt
qu'on aura frotté le Corps, on ſe
ſouuienne de l'oindre doucement de quelque Huyle, de peur
que le trop de diſſipation d'Eſ-

prits, & de sang m'attenuë & ne rende le Corps lasche, & moins vigoureux.

5. D'auantage , l'Exercice sert beaucoup aussi à cette intention, à cause qu'il faict que les parties s'agitent, & se frottent ensemble ; & par consequent , qu'elles attirent le sang. Toutesfois il faut en s'exerçant vser des mesmes precautions , que i'ay dict estre necessaires, quand on se fait frotter : C'est à dire, prendre bien garde que l'on ne prouoque pas vne trop grande dissipation d'Esprits. Au reste, il vaut mieux faire exercice en plain Air , qu'à couuert ; Et quand il faict froid, que quand il faict chaud ; sans oublier à s'oindre , non seulement quand on cesse, mais aussi quand

on commence à trauailler.

Et dautant que le trauail lasse 6.
trop, il est bon de prendre quelque peu d'aliment, auant que de
s'y engager. Ie dis quelque peu, à
cause que si l'on se tourmente &
s'agite auecque l'Estomach plein,
les premieres preparations des
Viandes en seront mal faictes, &
les Sucs qui s'en formeront apres,
demeureront impurs.

D'ailleurs, afin que le trauail 7.
soit vtile, il ne faut pas se contenter d'exercer quelques parties du
Corps, & laisser reposer les autres : comme par exemple, les
Bras, sans les Iambes ; ou les Iambes sans les Bras, mais tout le
Corps à mesme temps, & d'vn
Mouuement esgal. À quoy i'adiouste, qu'il n'est pas bon que

noftre Corps demeure long-
temps en mefme pofture, mais
il faut qu'à chafque heure il en
change, fi ce n'eft quand on eft
couché pour dormir.

8. Qui plus eft, les peines mef-
mes que l'on fouffre par vne efpece de Mortification, feruent à vi-
uifier; comme on pourroit dire,
de porter la Haire, & de fe donner la difcipline, à caufe que ces
rigueurs attirent le Sang aux parties du dehors.

9. Pour la mefme raifon auffi,
Cardan approuue, que l'on fe
frotte d'Orties; Ce qui neantmoins n'eft pas fans danger, à
caufe que les picqueures en font
malignes, & capables d'engendrer fur la peau vne vilaine gra-
telle.

OPERATION

OPERATION
ſur les Aliments, & com-
ment il les faut prendre.

VII.

HISTOIRE.

CE ſont les Critiques pluſtoſt t.
que les Medecins, qui blaſ-
ment ordinairement la Diuerſit[é]
des Viandes. Mais apres tout, vne
ſeule Viande ne ſçauroit produire vne longue Vie, quoy qu'elle
puiſſe entretenir la Santé pour
vn temps. Car les diuers Alimens
s'inſinuent beaucoup mieux &
plus fortement dans les Veines,
& dans les Sucs, que ne fait vne
ſeule Nourriture ſimple, & touſ-

jours la mesme : Outre que cette
Varieté aide merueilleusement à
aiguiser l'Appetit, en quoy con-
siste la premiere poincte de la
Digestion : C'est pourquoy ie
trouue à propos de changer de
nourriture , & de Viandes, suiuant les saisons de l'Année.

2. C'est encore vne sottise bien
grande, que de penser qu'il faille manger les Viandes tout simplement, & sans ragoust, puis que
les Sausses bien faictes sont d'excellens preparatifs des Viandes,
& tres-vtiles à la conseruation de
la Vie, & de la Santé.

3. Il faut prendre garde d'ac-
compagner les Viandes grossie-
res de bons Vins, & de sausses de
haut Goust, afin que l'Aliment
en penetre mieux ; comme aussi

d'accommoder de petits Vins delicats, & des Sauſſes vn peu graſ-
ſes, aux Viandes de facile Digeſtion.

I'ay dict cy-deuant, que le
premier traict de vin, ou d'autre
liqueur, que l'on prenoit à ſoup-
per, ne deuoit point eſtre froid.
A quoy i'adiouſte, que pour preparer l'Eſtomach, il eſt à propos
de boire chaud vne bonne fois,
de la Boiſſon ordinaire, & de
l'Aromatiſer tant ſoit peu, pour
luy donner meilleur gouſt.

Il importe extrémement de
donner ordre, que le Manger,
& le Boire ſoient bien preparez.
Car bien que ce ſoit choſe baſſe,
qui ſent la Cuiſine, & la Sommel-
lerie, elle vaut mieux neantmoins
que tous ces beaux contes qu'on

nous faict de Potions, & de Re-
staurans, où l'on veut qu'il entre
de l'Or, des Perles, & autres choses de prix.

6.   C'est vne badinerie d'enfant,
que de faire tremper les Viandes
dans de l'eau , pour les rendre
plus humides. Cela n'est bon que
dans les Maladies aiguës , & ne
vaut rien pour vne nourriture,
qui ne doit estre, que mediocrement humectée. C'est pourquoy
i'approuue moins la Viande
boüillie, que celle qui est rostie,
ou cuitte au Four.

7.   Le Rosty ne se doit point cuire à petit feu , ny lentement,
mais tout au contraire.

8.   Il ne faut pas manger toute
fraische la grosse Viande; mais
luy faire plustost prendre vn peu

de Sel, & plustost en vser moins,
ou presque point à la Table,
estant certain, que le Sel incor-
poré auecque la Viande, est beaucoup plus sain, que pris separé-
ment.

Ie ne desapreuue point de met- 9.
tre infuser, & tramper les Viandes dans des liqueurs conuena-
bles, auant que de les faire rostir,
comme il se prattique en celles
qu'on faict cuire au Four, & au
Poisson que l'on tient en la Sau-
mure.

Mais premier que de les cuire, 10.
il sert grandement, pour les attendrir, de les foüetter, & de les
bien battre. Il n'y a celuy qui ne
sçache, que les Perdrix, les Faisans, le Cerf, & le Dain, estans
bien venez, en sont plus delicats,

& la Marée de mesme, quand on
la chassée. A quoy se rapporte,
que les Poires, les Pommes, & les
autres Fruicts qu'on a cueillis a-
uant le temps, perdent beaucoup
de leur crudité, & s'adoucissent
mesme, à force d'estre escachés.
Mais ce que ie dis des Viandes est
seulement de quelques-vnes,
qu'il est bon de battre, premier
que de les mettre au feu ; ce qui
me semble vne des meilleures
preparations qu'on y sçauroit apporter.

11.   Le Pain, pour estre excellent,
doit auoir vn peu de Leuain, &
de Sel : mais il est necessaire sur
tout de le cuire à propos dans vn
bon Four , & qui ne soit point
chaud qu'à demy.

12.   Cette Ordonnance n'est pas

mauuaise, qui veut que ceux qui
desirent de viure long-temps se
souuiennent d'estre reglez en leur
boire. Ie ne parle pas icy, pourtant des Beuueurs d'eau, le Regime desquels peut quelquesfois al-
longer la vie, bien que non pas
de beaucoup. Mais aux Breuuages pleins d'esprits, tels que sont
le Vin, la Biere, l'Hydromel, &
ainsi des autres, ce qu'il y a de plus
important est, que les Parties en
soient subtiles, & l'Esprit extrememét doux. A quoy la Vieillesse ne sert de rien, dautant que si
d'vn costé elle subtilise les Parties, elle faict de l'autre les Esprits
plus aigres. A raison dequoy i'ay
desia dict, qu'il est bon de met-
re dans le Tonneau quelque liqueur, qui en appaise l'acrimo-

Aa iiij

nie. Cela se peut faire encore par
vn autre moyen, & sans aucune
Infusion, ou meslange; & c'est
par l Agitation; comme, quand
on transporte le Vin par Mer
dans des Barques; ou par Terre,
sur des Charettes; ou quand on le
pend en l'Air dans des outres, a-
uecque le soin que l'on se donne
de le bransler tous les iours; &
ainsi de plusieurs autres manieres. Car il est certain, que le mouuement local rend les Parties
subtiles, & que cependant il fomente si bien les Esprits, qu'il les
empesche de s'aigrir, ou, si vous
voulez, de se pourrir, puis que
l'Aigreur est vne espece de Pourriture.

13.   Quand on est sur l'âge, il faut
faire preparer la Viande de telle

sorte, qu'elle soit presque à demy
conuertie en Chyle , auant que
de la prendre : car c'est vne Res-
uerie , que ce qu'on nous veut
persuader de la Distillation des
Viandes , & vne faussete manifeste , que leur meilleure partie s'en
aille dans l'euaporation.

L'incorporation de la Viande, 4.
& du Breuuage, auant que des-
cendre dans l'Estomach, est vn
acheminement au Chyle. C'est
pourquoy, prenez telle Volaille,
ou tel Gibier que vous voudrez,
comme des Poulets, des Perdrix,
des Faisans, & autres semblables
Oiseaux, que vous cuirez dans de
l'eau, auec vn peu de Sel. Cela
faict, nettoyez les, & les sechez,
puis mettez les en infusion dans
du vin, ou dans de la Biere bouilli

lante, auecque du Sucre à dif-
cretion.

15.   Les Precis, & les Hachis, bien
menus, & bien aſſaiſonnez, ſont
excellens pour les Vieillards, ſur
tout pour ceux qui ne peuuent
maſcher, à faute de Dents, en
quoy conſiſte la principale preparation de la Viande.

16.   Pour ſuppléer à ce dernier defaut, trois choſes ſont neceſſaires.
La premiere, de faire renaiſtre
d'autres Dents, ce qui ne ſe peut,
à moins que de refondre, & de
renouueller tout le Corps. La ſeconde, d'affermir & endurcir les
Maſchoires de telle ſorte, qu'elles
puiſſent ſeruir de Dents, choſe
qui n'eſt pas impoſſible ; Et la
troiſieſme, de preparer la Viande
ſi commodement, qu'on la puiſ-

le prendre sans la mascher, qui
n'est pas chose difficile.

Il me vient icy vne pensée tou- 17.
chant la moderation qu'on doit
apporter, soit à manger, soit à
boire: Et comme la Regle n'en
est pas certaine; Aussi me sem-
ble-t'il, qu'en l'vn & en l'autre on
se peut licentier quelquefois, afin
d'atrousser & humecter le Corps.
C'est pourquoy il ne faut pas ban-
nir tout à faict les grands repas,
ny les Brindes extraordinaires, &
c'est icy, a peu pres toute la Recherche, qu'on peut faire sur les
Viandes, & sur leur Preparation.

OPERATION.

Sur le dernier Acte,
d'Assimilation.

VIII.

IL n'y a pas beaucoup de Remarques à faire sur le dernier Acte d'Assimilation (auec qui se troüuent annexées les trois Operations precedentes) cette Matiere n'ayant besoin que d'Explication, non pas de Preceptes.

CONSIDERATION.

1. C'Est chose certaine, que tous les Corps ont vne in-

clination particuliere, à faire
que ceux qui les touchent leur
soient semblables. ce que font
aduantageusement, & par
excellence les choses subtiles,
& les Spirituelles, comme la
Flamme, l'Esprit, & l'Air.
Au contraire, celles qui ont
vne Masse grossiere, & sensible, n'ont pas cette inclination
si grande, attachée qu'elle est
par vn Desir bien plus fort,
qui est celuy du Repos, & de
l'Oisiueté.

Il est veritable encore, que
ce mesme Desir, comme
nous venons de dire, lié
dans vne Masse grossiere, est
tant soit peu esueillé par la

Chaleur voisine, & deslié peu
à peu, iusqu'à ce qu'enfin il
est rendu parfaict ; & c'est la
seule raison pour laquelle les
choses qui n'ont point d'Ame,
ne produisent point leurs semblables , comme celles qui en
ont vne:

3.   Il est indubitable pareillement, que tant plus vn Corps
est espais, & solide, tant plus
il a besoin de Chaleur, pour se
porter à produire cette Ressemblance. Ce qui reüssit fort
mal aux Vieillards, dautant
qu'ils ont les parties plus re-
uesches , & moins chaleureu-
ses. Il faut donc, ou en amollir
la Dureté, ou en augmenter la

Chaleur. Or d'autant que i'ay
desia discouru de ce qui peut
empescher & preuenir cét En-
durcissement, ie traitteray cy-
apres des moyens de rendre les
Membres soupples, & mols.
En suitte dequoy, apres que
i'auray mis en auant vne
autre Maxime, ie parleray
de la Regle qu'on doit tenir
pour l'accroissement de la
Chaleur susdite.

Cét Acte d'Assimilation, qui
se resueille, comme nous auons
dict, par la Chaleur qui l'enuironne, est vn Mouuement
recherché, subtil, & qui agit
iusques sur les moindres parties. Où il est à remarquer, que

tous ces Mouuemens ne sont en leur perfection, que lors qu'il n'y en a point de local qui l'empesche. Car le Mouue-ment de Separation, dans les choses de mesme nature, com-me par exemple au Laict, où la créme monte en haut, & la serosité demeure au fonds, ne se peut faire par vne legere Agitation : Et il se void par espreuue, que l'Eau, ny les choses semblables, ne se peu-uent pourrir, tant qu'on les remuë. Tirons maintenant nos Conclusions de tout ce que nous auons dict iusques icy.

5.   L'Acte d'Assimilation se rend parfaict dans le Som-meil,

meil, & dans le Repos; principalement sur le poinct du
iour, lors que la Distribution
est faicte. Il n'y a donc plus
rien à ordonner, si ce n'est que
l'Homme dorme en vn lieu
chaud , & qu'au leuer de
l'Aurore , il se fasse oindre,
ou qu'il prenne vne Chemise
oincte, pour s'eschauffer doucement; puis, qu'il se remette
à Dormir; & c'est icy ce qui
m'a semblé plus remarquable,
touchant le dernier Acte
d'Assimilation.

Bb

OPERATION,

Touchant les moyens d'Attendrir ce qui a commencé de se desseicher. *

IX.

* Cela s'appelle en Latin, & selon l'Art *Malausfatio corporis.*

Liaison.

NOus auons parlé cy-deuant de l'Attendrissement interieur, duquel on ne vient à bout que par soupplesses, & par Destours ambigus, soit dans la Nourriture, soit dans la façon de retenir les Esprits; & qui par consequent ne s'acheue que peu à peu. Il faut traitter maintenant de cét autre, qui se faict

par dehors, & presque soudainement; ou bien, de la
maniere de Ramollir le Corps.

HISTOIRE.

QVand la sçauante Medée, [1]
(s'il en faut croire la Fable)
se proposoit de raieunir le vieux
Pelie, voicy quel estoit son dessein. Elle vouloit coupper en petits morceaux ce Corps tout vsé;
puis le faire cuire dans vne Chau-
diere, auec quantité de Drogues
differentes; Et possible aussi, que
cette cuisson y eust faict quelque
chose: mais ie ne pense pas qu'il
eût de rien seruy de le mettre en
pieces.

Il le falloit neantmoins, si ie [2]
ne me trompe, non pas auec le

Cousteau; mais pluftoft auec vñ
Iugement fubtil, & bien affilé.
Car comme les Entrailles, & les
autres Parties du Corps font d'v-
ne Nature fort differente, il eft
neceffaire de les attendrir auffi en
diuerfes façons, chacune en la
maniere qui luy eft propre; outre
le foin qu'on doit apporter à ramollir, autant qu'il fe peut, toute la maffe du Corps; dequoy c'eft
noftre deffein de parler icy premierement.

Cét effect fe doit produire par
le moyen des Bains, & des Onctions, (fi toutesfois cela fe peut)
& en tel cas, il faut prendre garde à ce qui s'enfuit.

4. Ce feroit imprudence de s'af-
feurer entierement d'en pouuoir
venir à bout, à caufe de ce que

nous voyons qui se faict tous les iours dans les Infusiõs, & les Macerations des choses inanimées, par qui on les attendrit, & dont nous auons donné des exemples. Car cela, sans doute, arriue plus aisement aux choses inanimées, dautant qu'elles succent, & attirent les liqueurs, que non pas aux animées, pource que le Mouuement ne se faict qu'à l'entour de leur Corps.

C'est à raison de cela que les 5. Bains ramollissans qu'on y employe, ne seruent degueres; Au contraire, ils sont dommageables; pource qu'ils attirent au dehors, au lieu d'Agir au dedans, & qu'ils défont l'assemblage des parties, plustost qu'ils ne le renforcent.

6.   Les Bains, & les Octions, qui peuuent seruir à cette intention de Ramollir le Corps comme il faut, doiuent auoir les proprietez suiuantes.

7.   La premiere, & la principale est, qu'ils soient composez de choses qui ayent leur Substance semblable à celle de la Chair, & du Corps de la personne qui se baigne, & qui puissent presque entretenir, & nourrir le dehors.

8.   La seconde, qu'elles soient meslées d'ingrediens, qui par leur subtilité poussent au dedans, & y facent penetrer bien auant la vertu des choses, auec qui elles sont meslées.

9.   La troisiesme, qu'en ce Meslange entrent en quelque façon, des choses qui soiét peu Restrin-

gentes, fans eftre neantmoins, ny
rudes ny afpres, mais onctueufes,
& qui fortifient ; afin qu'à mefme temps que les deux autres a-
giffent, elles deftournent l'Exha-
laifon, qui fans cela pourroit em-
pefcher l'action de celles qui doiuent Ramollir ; au lieu de l'aider
pluftoft, & de l'auancer, à force
derefferrer la peau, & de boucher
les conduits.

Il n'y a rien qui approche tant 10.
de la Subftance du Corps humain, que le Sang tiede, ou de
l'Homme, ou de quelque autre
Animal. Neantmoins ce que dit
Ficin, de faire fuccer du fang du
bras d'vn ieune Garçon, pour re-
ftablir les forces perduës, me femble fans fondement. Car il ne faut
pas, que ce qui nourrit au dedans,

Bb iiij

ſoit en aucune façon eſgal, ou de meſme, & ſemblable Subſtance au Corps qui eſt nourry ; mais bien interieur, & d'vn ordre plus bas , pour luy eſtre ſoûmis. Il n'en eſt pas ainſi de ce qu'on applique au dehors , qui s'accorde d'autant mieux auecque le Corps, qu'il ſe trouue plus conforme à ſa Subſtance.

11. On a creu touſiours, que pour guerir de la Lepre, il falloit ſe baigner dans le ſang des petits Enfans ; & que cela reſtabliſſoit la Chair corrompuë : d'où il eſt aduenu de temps en temps, que ſur vn ſimple ſoupçon , quelques Grands en ont eſté hays, & deſcriez par le menu Peuple.

12. L'on tient qu'Heraclyte deuenu Hydropique , ſe fit mettre

dans le ventre d'vn Bœuf frail-
chement tué.

Le Sang des petits Chats est 13.
en vsage aux Maladies du Cuir,
comme Ereſypeles, feux volages,
& autres ſemblables.

Il est bon de mettre le Bras, ou 14.
la partie offenſée, & dont on ne
peut arreſter le Sang, dans le Ventre d'vn Animal qu'on fait ou-
urir, pour empeſcher que le Sang
ne coule. Car la playe attire par la
conformité du ſang auec l'autre,
le ſang de l'Animal, & cela fait
qu'il ne coule plus.

C'est choſe aſſez ordinaire d'ap- 15.
pliquer ſur les plantes des pieds
d'vn Homme malade, & deſeſ-
peré, des Pigeons les vns apres les
autres, ce qui reüſſit quelquesfois
à merueilles, & qui attire, ſui-

uant l'opinion cõmune, toute la malignité de la maladie. Quoy qu'il en foit neãtmoins, ce Reme-de eſt plus vtile appliqué à la Te-ſte, & fortifie les Eſprits animaux.

16.   Mais ces Bains & ces Onctions de Sang, font, & vilaines, & o-dieuſes; Il faut en chercher d'au-tres, qui facent moins d horreur, & plus de bien.

17.   Apres le Sang chaud, les cho-ſes qui ont le plus de rapport auec la Subſtance du Corps humain, font les plus nourriſſantes; com-me, les meilleures Chairs, de Bœuf, de Pourceau, de Cerf; les Huiſtres parmy les Poiſſons; le Laict, le Beurre, les iaunes d'œufs, la Boüillie, le Vin doux, ou ſuc-cré, ou le Mouſt.

18.   Les choſes qu'il faut meſler

parmy, pour Agir, sont, le Sel,
principalement le noir ; le bon
Vin, comme plein d'Esprits, qui
est vn excellent vehicule.

Les Remedes astringeans, com- 19.
me nous les auons descrits, à sçauoir, les Onctueux, & les Confor-
tatifs, sont, le Saffran, le Mastiq,
la Myrrhe, & les grains de Myrthe.

C'est, comme ie pense, ce de- 20.
quoy l'on doit faire les Bains, tels
que nous les desirons. Possible
que les Medecins, & ceux qui
viendront apres nous en trouueront de meilleurs.

Pour faire plus puissamment 21.
agir le Bain, il y faut apporter
ces quatre Precautions.

La premiere, de frotter le 22.
Corps, & de l'oindre d'vn Lini-

ment espais, & gras, afin que la
Vertu, & la Chaleur humide du
Bain entrent dans le Corps plustost que l'Eau. La seconde, de se
tenir dans le Bain enuiron deux
heures. La troisiesme, apres en
estre sorty, de s'enduire le Corps
d'vn Emplastre de Mastiq, de
Myrrhe, de Tragagant, de Dia-
palma, & de Saffran, pour empescher l'euaporation ; iusques à
ce que le Ramollissement soit
faict ; & ce par l'espace de vingt
quatre heures, ou d'auantage ; Et
la derniere, apres qu'on aura osté
l'Emplastre, de s'oindre auecque
de l'Huyle, du Sel, & du Saffran ;
puis, de se baigner encore quatre
iours apres, & en suitte, de reprendre l'Emplastre, & l'Onction,
comme deuant : si bien que ce

Ramolliſſement * continuë vn mois durant.

Pendant qu'on ſe ramollit de 23.
cette ſorte, il faut auoir ſoin de ſe
bien nourrir, de ſe tenir chaude-
ment, & de ne rien boire, qui ne
ſoit tiede.

I'ay deſia faict remarquer dés 24
le commencement, que ie n'ay
pas eſprouué ce que ie dis. Comme en effect, il eſt veritable, &
ie ne l'eſcris, qu'à cauſe qu'il me
ſemble deuoir eſtre ainſi. Car
apres auoir marqué la choſe, i'en
laiſſe la recherche à d'autres, qui
s'en acquitterôt mieux que moy.

Il ne faut pas meſpriſer les Fo- 25.
mentations, qui ſe font par les
approches des Corps viuans. Ficin dit tout de bon, que Dauid ſe
ſeruoit pour cét vſage, d'vne ieu-

ne Fille , quoy que trop tard. Il falloit encore qu'il y adiouſtaſt, que cette Fille deuoit eſtre ointe de Myrrhe, & d'autres choſes ſemblables , à la mode des Perſanes, non pas pour auoir plus de plaiſir, mais pour augmenter l'effect de la Fomentation en ce Corps animé.

26.   C'eſtoit pour ce meſme ſubiet, que Barberouſſe, ſur la fin de ſes iours, ſuiuant l'aduis d'vn Medecin Iuif, tenoit touſiours de petits Enfans ſur ſon Eſtomach, & à ſes coſtez ; où quelques Vieillards ont accouſtumé de tenir encore à cette fin-là , de petites Chiennes , afin d'en eſtre reſchauffés la nuict ; ces Animaux eſtans remarquables ſur tous les autres, pour leur extreſme chaleur.

L'on tient pour certain, qu'il 27.
s'est trouué des Hommes, qui se
despitans d'auoir le nez trop
grand, en ont retranché les crois-
sances semées de bourgeons, en
le mettant dans le moignon d'vn
Bras ouuert par incision; & qu'ils
l'ont ainsi reformé dans la bien-
seance. Que si telle chose est veritable, comme plusieurs le tesmoignent, elle rend indubitable,
la merueilleuse sympathie qu'il
y a entre deux Chairs animées.

Ce seroit chose trop longue, 28.
que de vouloir rechercher en particulier, comme il faut amollir
les principaux Boyaux, l'Estomach, le Poulmon, le Foye, le
Cœur, le Cerueau, la Moüelle de
l'Espine du dos, les Reins, le Fiel,
les Flancs, les Veines, les Arteres,

les Nerfs, les Cartilages, les Os;
de quoy ie ne donne pas icy des
Preceptes, & ne pretends seulement, que d'en dresser des Me-
moires, pour les reduire en prattique.

OPERATION

sur le Restablissement du vieux Suc, ou Moyen de le renouueller de temps en temps.

X.

HISTOIRE.

QVoy que i'aye desia dict en
partie, ce dequoy ie me
propose de parler icy ; Neantmoins, pource que cette Matiere est des plus importantes de
mon

mon ouurage ; il me semble à
propos de la traiter vn peu plus
au large.

Il est certain qu'vn vieux 1.
Bœuf, qui a seruy fort long temps
au labourage, semble reprendre
vne nouuelle chair, puis deuient
tendre au possible, si on le tire
de la Charruë, pour l'engraisser
dans vne prairie. Cela se connoist
au goust, & à la dét, d'où il se voit
qu'on peut non seulement attendrir la Chair, quand elle est dure,
mais encore les membranes, &
les os mesmes, si l'on y trauaille
souuent.

Il ne faut pas douter, que les 2.
Diettes qu'on faict, auecque l'v-
sage du Gayac, de l'Esquine, de
la Salse pareille, & du Sacsaffras,
n'attenuent tout le Suc du Corps,

& ne le confument à la longue, fi
on les continuë fouuent. L'exemple en eft manifefte, en ce qu'on
peut guerir la Verolle la plus en-
racinée, mefme apres qu'ayant
deja gaigné les parties les plus interieures du Corps, elle eft paru-
nuë iufques aux Gōmofitez & aux
Moüelles; Outre qu'il fe void encore, que des Perfonnes maigres,
pafles, & deffaites, deuiennent
tout à coup graffes, vermeilles, &
en leur premier en-bon-poinct,
par le moyen de ces Diettes. Ce
qui me donne fubiect de croire, que d'en faire vne bonne de
deux en deux ans, ne feroit pas
moins vtile à l'Homme, qu'il l'eft
au Serpent, de quitter fa vieille
peau, pour fe raieunir.

3.   Ie dis hardiment, (& ie ne

pense pas pour cela deuoir passer
pour Innouateur) que les Purgations frequentes, & comme tournées en habitude, sont plus capables de prolonger la vie, que les
sueurs ny les exercices. Cela doit
estre necessairement, par la maxime que nous auons posée, Que
les Onctions du Corps, & la closture des Pores, & des conduits
par le dehors, ensemble l'exclusion, ou le repoussement de l'Air
exterieur, & la retention des Esprits dans la masse du Corps, seruent grandement à retarder la
Mort. Car il est certain, que non
seulement les Humeurs, & les
Vapeurs corrompuës, sortent, &
se consument par les sueurs, &
par les Transparations; mais encore les bons Sucs, & ce qu'il y a

Ce ij

de meilleur dans les Esprits, qu'on
ne peut pas facilement reparer.
Ce qui n'arriue pas dans les Purgations, si elles ne sont par trop
violantes, puis qu'elles n'operent
principalement que sur les Humeurs. Or celles qu'on prend vn
peu deuant le repas sont excel-
lentes pour cét effect, à cause
qu'elles desseichent moins. A raison dequoy elles doiuent estre
composées de ces Remedes pu-
rement Catharriques, qui ne trou-
blent nullement le Ventricule.

*LES Intentions cy-deuant
deduites, dans les diuerses
manieres d'Operer, que i'ay
proposées, sont, comme ie croy,
tres-veritables, & les Remedes prescrits là dessus, ne s'ac-*

commodent pas mal auec celles;
Et à vray dire, il n'est pas
croyable combien i'ay pris de
peine à les examiner, quoy
qu'elles soient pour la plus-
part assez communes; pour
faire en sorte, qu'elles ne fussent pas moins seures, que de
grande efficace, comme l'Experience le prouuera. Ce qui
monstre bien, qu'encores que
dans la Theorie, les Aduis
des plus prudes soient presque
tousiours aussi merueilleux
en leurs effects, qu'en leur suitte, on ne laisse pas neantmoins
de les trouuer souuent fort
communs, quand il les faut
reduire en prattique.

DES APPROCHES
DE LA MORT.

IL faut maintenant exami-
ner les Aproches de la Mort,
c'est à dire, les Accidens qui
suruiennent sur le poinct de
cette heure derniere, où mesme vn peu deuant, & vn peu
apres : afin que, comme il y a
plusieurs chemins par où l'on y
va, l'on puisse voir à quoy ils
aboutissent tous, principalement en ces genres de Mort,
qui arriuent par vn defaut de
Nature, plustost que par violence ; bien que ie sois obligé
de dire encore vn mot de celle-
cy, pour lier ensemble les Ma-

tieres dont ie me suis proposé
de traitter.

HISTOIRE.

L'Esprit vital semble auoir besoin de trois choses pour sa
subsistance, à sçauoir, d'vn Mouuement commode, d'vn Rafraichissement mediocre, & d'vne
Nourriture conuenable. Mais,
quant à la Flamme, elle n'en requiert que deux, qui sont, le Mouuement, & la Nourriture; où il
est à remarquer, que la Substance
de l'Esprit est composée de telle
sorte, qu'elle se perd, si elle passe
en vne Nature de Feu.

Vne petite Flamme s'esteint,
par vne plus puissante, & plus
grande, comme dit Aristote; &
à plus forte raison l'Esprit.

1.

2.

3.   Quand la Flamme est trop pressée, elle s'amortit, comme il se void en vne Chandelle allumée, si l'on y met vn Verre dessus. La Raison est, pource que l'Air, qui s'estend, & s'eslargit par la chaleur, rabbatant la Flamme, la diminuë, & l'esteint. A quoy se rapporte, qu'on ne sçauroit allumer dans vn Fourneau, quelque matiere que ce soit, si elle est trop resserrée.

4.   Les choses enflammées s'esteignent aussi en les pressant, comme le Charbon, quand on le serre auec des pincettes, ou lors qu'on le foule aux pieds.

5.   Pour reuenir à l'Esprit, si le Sang, ou le Flegme se iette dans les ventricules du Cerueau, la Mort s'ensuit aussi tost, d'autant

que l'Esprit n'a pas de place, pour
se remuer.

Quand il se faict à la teste, 6.
quelque violente contusion, l'on
en meurt soudainement, pource
que le coup resserre les ventricules du Cerueau.

L'Opium, & les autres Nar- 7.
cotiques, pressent les Esprits, &
en empeschent le mouuement.

Vne Vapeur venimeuse, cruel- 8.
le ennemie de l'Esprit, priue tout
à coup le Corps de vie, comme il
se remarque aux Poisons mortels,
qui operent par vne malignité
qu'on appelle specifique. Car cette mesme Vapeur donne à l'Esprit vne si grande auersion, que
ne pouuant compatir auec vne
chose qui luy est si nuisible, il ne
demeure immobile.

9. Quelquesfois encore d'vn trop grand excez de Manger, & de Boire, s'ensuit vne Mort subite, pource qu'alors la quantité n'est pas moins dommageable à l'Esprit, que la malignité d'vne Vapeur venimeuse.

10. Vne extréme Douleur, & mesme vne Frayeur soudaine, toutes deux causées de quelque accident inopiné, ou d'vne mauuaise nouuelle, peuuent arrester en vn instant, toutes les fonctions de la Vie.

11. L'Extension des Esprits, quand elle est trop vaste, peut aussi bien tuer, que leur Oppression, lors qu'elle est excessiue.

12. Il s'est veu plusieurs personnes qui sont mortes de trop de Ioye.

13. On voit souuent vne Mort

ſoudainè arriuer incontinent a-
pres vne grande Euacuation;
Comme il aduient, par exemple,
quand on ouure vn Hydropique,
ou dans les trop violentes Emor-
rogies. Car alors ce qu'il y a de
vuide dans le Corps voulant s'en-
fuir, toutes les parties s'eſmeu-
uent pour le remplir, mais particulierement l'Eſprit. Quant aux
pertes de Sang, qui arriuent lentement, elles prouiennent pluſtoſt d'vn defaut d'Aliment, que
du regorgement des Eſprits; De
la nature deſquels, ou eſpars, ou
preſſez de telle ſorte, qu'il s'en enſuiue vne Mort ſoudaine, il ſuffit
d'auoir faict les Recherches dont
nous venons de traitter.

Paſſons maintenant au defaut
de Rafraichiſſement, empeſcher

quelqu'vn de Respirer , est le moyen d'empescher aussi qu'il ne viue , comme il aduient aux Personnes qu'on estouffe , ou que l'on estrangle. Et toutesfois il ne faut pas tant rapporter cét effect à l'impuissance de se mouuoir, qu'à celle de Rafraischir. Car vn Air chaud , bien qu'attiré sans contrainte, n'estouffe pas moins, que l'empeschement de Respiration. L'espreuue s'en est veuë en la personne de ceux qui se sont estouffez auec des charbons ardans, ou auec des pierres embrasées,ou par la Vapeur de la chaux, dont on a tout fraischement enduit les murailles , ou dans vne chambre fermée,quand on y fait grand feu : (& de ce genre de Mort l'on tient que Iouinian

expira) ou dans vne Estuue fei-
che, où fut estouffée Fauste, femme de l'Empereur Constantin.

La Nature redouble la Respi- 15.
ration en peu de temps, & cherche en vn moment, à chasser dehors les espaisses, & fuligineuses
fumées de l'Air qu'elle a pris, pour
en tirer vn tout nouueau, qui est
vn effect, pour lequel bien à peine il luy faut la troisiesme partie
d'vne minute.

Dauantage, le poux des Arte- 16.
res, le mouuement du Cœur, &
ce que les Medecins appellent
communement, *Systoles*, & *Dia-
stoles*, vont trois fois plus viste que
la Respiration; de sorte que s'il se
pouuoit faire qu'on arrestast le
mouuement du Cœur, sans arrester la Respiration, l'on en mour-

roit pluſtoſt qu'on ne fairoit, ſi
on eſtoit eſtranglé.

17. Neantmoins l'Vſage, & la Couſtume peuuent quelque choſe en cette Action naturelle de la Reſpiration : Ce que teſmoignent aſſez les Plongeurs, & les Peſcheurs de Perles, qui par vne longue habitude retiennent leur haleine, dix fois autant que ceux, qui ne ſont point de leur meſtier.

18. Parmy les Animaux qui ont des Poulmons, il s'en trouue qui s'empeſchent de reſpirer plus ou moins, ſelon que plus ou moins auſſi, ils ont beſoin de Rafraichiſſement.

19.
De Rafraichiſſement. Les Poiſſons s'en paſſent mieux * que ne font les Animaux de la terre ; & toutesfois il leur eſt neceſſaire, puis qu'en effect ils reſ-

pirent par les Orillons : & comme les Animaux terreſtres ne
peuuêt endurer l'Air trop chaud,
ny trop renfermé, les Aquati-
ques de meſme, ſont quelquesfois eſtouffez ſous la glace, quand
elle dure trop long-temps.

　　Si l'Eſprit eſt attaqué par vne 20.
Chaleur qui luy ſoit eſtrangere,
& plus violente que celle qui luy
eſt naturelle, il ſe diſſipe, & ſe
perd. Car s'il ne ſçauroit ſouffrir
l'vne ſans Rafraichiſſement, il
pourra bien moins ſupporter l'autre ; ſur tout ſi elle eſt exceſſiue.
Cela ſe void dans la Fieure ardente, où la chaleur d'vne Humeur
pourrie, ſurmonte la naturelle,
iuſques à la diſſiper, & l'eſteindre.

　　L'vſage, & la neceſſité du Som- 21.
meil tiennent auſſi du Rafrai-

chiſſement : car au lieu que le
Mouuement ſubtiliſe les Eſprits,
les rarefie, les excite, & rehauſſe
leur Chaleur ; le Sommeil au contraire, appaiſe, & arreſte leur a-
gitation. D'ailleurs , bien qu'il
fortifie les Actions des Parties, &
des Eſprits mortels , enſemble
tout le Mouuement qui ſe fait
autour du Corps ; il aſſoupit
neantmoins, & calme preſque
du tout le Mouuement de l'Eſprit vital. La Nature demande
qu'on repoſe regulierement vne-
fois, dans vingt & quatre heures,
& que du moins on en dorme,
cinq ou ſix, bien que par vne merueille bien grande , il y en ait
qui ne dorment preſque point,
comme il aduint à l'ancien Me-
cenas , long temps auant qu'il
mouruſt

mouruſt. Voilà ce qu'il y auoit à
remarquer, touchant la neceſſité
du Rafraichiſſement, pour la conſeruation des Eſprits.

Quant à la troiſieſme Neceſ- 22.
ſité, qui eſt celle de l'Aliment, il
me ſemble, qu'elle regarde pluſtoſt les Parties, que l'Eſprit vital.
Car il n'y a point de peine à ſe
perſuader, que cét Eſprit ſubſiſte
de ſoy-meſme, non par ſucceſ-
ſion aucune, ny par Renouuellement. Pour ce qui eſt de l'Ame
raiſonnable dans l'Homme, il eſt
plus qu'aſſeuré, qu'elle ne ſe
transplante, & ne ſe repare nullement, outre qu'on ſçait bien,
qu'elle ne meurt point. Ils parlent
donc de l'Eſprit naturel des Animaux, & des Vegetaux, qui ſont
eſſentiellement & formellement

differans de l'Ame raisonnable. Car la Metampsicose, & toutes ces belles Fables, que les Payens du vieux temps nous ont debitées sur cette Matiere, ont pris naissance, de n'auoir pas bien entendu cette Matiere.

23.   Le Renoüuellement qui se fait par la Nourriture dans le Corps humain, doit estre iournellement regulier; car bien à peine les plus robustes & les plus sains, peuuent estre trois iours sans manger. En quoy neantmoins, la Coustume, & l Vsage peuuent beaucoup. Mais quant aux Malades, le degoust, & les langueurs où ils sont, leur rendent le ieusne plus supportable. Le Sommeil mesme sert tant soit peu à la Nourriture, comme l'Exercice en demande

vne plus grande. Mais quoy qu'il
en soit, les Hommes ne peuuent
pas se passer long-temps de Boire, non plus que de Manger, &
s'il s'en est trouué quelques-vns
en qui l'Experience ait faict voir
le contraire; l'on peut dire veritablement, que ç'a esté par vn
Miracle particulier de Nature.

Les Corps morts demeureroiét 24.
plus long-temps sans se destruire
notablement, s'ils ne se pourris-
soient : mais les Viuans ne sçauroient subsister trois iours, si l'on
ne les entretient par le moyen de
la Nourriture. Ce qui monstre
euidemment, que cette consomption si soudaine, est vn effect de
l'Esprit vital, qui se repare, ou qui
oblige les Parties à se Raparer, ou
qui fait tous les deux ensemble.

Et cela se prouue encore, par ce
que nous auons remarqué, cy-deuant, qui est, que les Animaux
peuuent subsister quelque temps
sans manger, pourueu qu'ils dorment. Mais quant au Sommeil,
ce n'est autre chose qu'vne Rece-
ption de l'Esprit vital dans soy-
mesme.

25.   Vne trop grande, & trop longue perte de Sang, comme il arriue, tantost dans les Hemorroi-
des, tantost dans le Vomisse-
ment, tantost à raison de quelque playe, & tantost par l'ouuerture, ou par la rupture des Veines
interieures, causent souuent vne
Mort soudaine, pource que le
Sang des Veines sert à celuy des
Arteres, & celuy des Arteres, à
l'Esprit.

Il y a dequoy s'eſtonner de ce 26.
qu'à l'eſgal de la quantité de Boiſſon, de Viande, & d'autres Alimens, dont on preſuppoſe que
l'Homme ſe nourriſſe deux fois
le iour, il ſe trouue qu'il en prend
beaucoup plus qu'il n'en met dehors, par les Sueurs, par les Selles,
& par les Vrines. Mais vous me
direz, que ce n'eſt pas merueille,
pource que le reſte ſe conuertit
en Suc, & en la ſubſtance du
Corps. Ie le veux, vous reſpon-
dray-ie : Mais ſouuenez-vous,
que cette Addition ſe faict deux
fois le iour, & que neantmoins
le Corps n'en a point trop. Ainſi,
bien que l'Eſprit repare, ſi eſt-ce
qu'il n'en reçoit point d'augmentation de reſte.

Il n'importe que l'Aliment ſoit 27.

en vn degré esloigné, mais qu'il
soit tel, & si bien preparé, que
l'Esprit y trouue dequoy s'occuper : car le baston d'vne Tor-
che ne suffira pas pour entretenir
la lumiere, s'il n'y a point de cire;
& les Hommes ne sçauroient viure d'Herbes seulement ; d'où
vient que les Vieillards ne peuuent manger, * pource qu'encore
qu'il y ait en eux, & de la Chair,
& du Sang, l'Esprit neantmoins
y est si petit, si rare, de si peu de
Suc; & le Sang si corrompu, qu'à
raison de ces mauuaises qualitez,
ils ne sont point susceptibles d'v-
ne bonne, & saine nourriture.

*Le La-
tin dit,
inde fit
Atro-
phia se-
nilis.

28.   Faisons maintenant le compte
des choses qui sont necessaires à
la Nature, suiuant son cours ordinaire. L'Esprit tousiours a besoin

d'extention dans les ventricules
du Cerueau, & dans les Nerfs. Du
mouuement du Cœur, pour la
troifiefme partie d'vn moment;
De la Refpiration à tous momés;
de Sommeil, & de Nourriture
dans trois iours; de Vertu attra-
ctiue, ou de puiffance capable de
l'vn, & de l'autre, apres quatre-
vingts ans. Que fi l'on ne met ordre à toutes ces neceffitez, infail-
liblement la Mort s'en enfuit. Les
Approches de laquelle confiftent
en la defaillance des Efprits, dans
le Mouuement, dans le Rafraichiffement, & dans l'Aliment.

Qvi voudroit dire, que l'Efprit vital s'engendre, & s'e-
fteint fans ceffe, comme la Flamme, & qu'il n'a point de durée,

1.
Ad-
uis.

D d iiij

certaine ; celuy-là , fans doute, s'abuferoit grandement. Car ce que la Flamme fait, ne procede pas de fa nature, mais de ce qu'elle fe trouue affiegée des chofes contraires , au lieu qu'elle ne peut s'entretenir que de fon femblable : eftant certain qu'vne Flamme fe conferue dans l'autre, quoy qu'en diuerfes manieres. C'eft pourquoy , comme la Flamme eft vne Subftance d'vn moment, & l Air en eft vne permanente, l Efprit vital tient de tous les deux

2. Ie ne recherche pas icy comment l'Efprit s'efteint par la deftruction des Organes, ainfi qu'il arriue dans vne maladie , ou dans vn effort violant, comme ie l'ay monftré cy-deffus , quoy que

neantmoins il aboutiſſe luy-meſme à quelqu'vne de ces Approches : car ie me contente des Recherches que ie viens de faire,
touchant les choſes, qui en diuerſes façons acheminent à la Mort.

Il y en a deux grands Auant- 29.
Coureurs ; l'vn deſquels vient de
la Teſte, & l'autre du Cœur ; à
ſçauoir, la Conuulſion, & l'extréme effort du Poux ; car le San-
glot de la Mort, eſt vne eſpece de
Conuulſion. Or l'eſtat mortel du
Poulx va viſte extraordinaire-
ment ; veu qu'à cette heure derniere, le Cœur tremble de telle
ſorte, qu'il n'y a preſque plus de
diſtinction entre le hauſſement,
& l'abaiſſement de l'Artere. * Il * Siſto-
y a de plus vne Debilité grande,   le &
& vne extréme *nanition*, à meſu-   Diaſto-
                                     le.

re, que le Mouuement du Cœur
se ralentit, & s'abbaisse, sans se
pouuoir releuer auecque vigueur.

30. La Mort est encore precedée
d'vne grande Agitation, accompagnée d'inquietude, & d'vn
mouuemēt continuel des mains,
comme si elles vouloient ramasser des floccons de laine. Adiou-
stez-y des efforts qu'on fait, pour
se prendre à quelque chose, ou
la serrer fortement; d'extraordinaires grincemens de Dents; vne
voix casse, & qui semble s'en-
glouter dans le gosier; vn trem-
blottement de la levre d'embas,
vne Bouche pallissante, vne Memoire confuse; vn estouffement
de parole; des Sueurs froides, vne
extension de Corps, vn rehauf-
sement du blanc des yeux, vn

changement de tout le Visage.
Auecque cela, le nez deuient tout
à coup pointu ; les yeux s'enfon-
cent, les iouës s'abbaissent ; la langue se restressit, les extremitez
se refroidissent, l'on rend du
sang, & quelquesfois du Sperme ;
on a la voix aiguë ; on halette sans
cesse, on a la maschoire d'embas
aualée, & ainsi de plusieurs autres
signes semblables.

Apres la Mort, il suruient vne 31.
priuation de tout sentiment, &
de tout Mouuement aussi, tant
du Cœur, & des Arteres, que des
Nerfs, & des Membres. Le Corps
est incapable de se soustenir,
Toutes ses parties se roidissent,
la Chaleur s'en va ; la Corruption
arriue ; & en suitte la puanteur in-
separable d'auec elle.

32.   Les pieces des Serpens, des Anguilles, & des Insectes, se remuent
long-temps apres auoir esté cou-
pées ; ce qui fait croire aux bonnes gens qu'elles peuuent se re-
joindre. Les Oiseaux en font de
mesme, quand on leur a couppé
la teste ; & les Cœurs des Animaux qu'on a tirez de leurs Corps,
palpitent aussi. On a veu le Cœur
d'vn Criminel, incontinent apres
qu'on l'eût arraché, (supplice vsi-
té parmy nous, pour le chasti-
ment des Traistres) sauteler de
temps en temps dans le feu, où
l'on l'auoit ietté, & s'esleuer mesme de la hauteur d'vn demy
pied, puis de plus en moins, durant sept ou huict minutes. On
rapporte à ce propos, qu'vn Bœuf
mugit autresfois, apres auoir esté

efuentré. Mais il eft encore plus
certain, qu'vn Criminel, à qui le
Bourreau auoit arraché le Cœur,
& qu'il tenoit dans la main, pro-
fera diftinctement, trois ou quatre mots en fes prieres. Ce que i'ay
dit auecque raifon eftre vn effect
bien plus affeuré, que celuy du
Sacrifice, pource que fouuent les
Amis du Patient donnent de l'argent à l'Executeur de Iuftice,
pour l'executer plus promptement : Or eft-il, qu'il n'y a point
de raifon qui femble requerir,
qu'on fe hafte de la mefme forte
dans le Sacrifice.

Pour faire reuenir ceux qui
font fubiets aux defaillances, &
aux Pafmoifons foudaines, la
plus-part defquels mourroient,
s'ils n'eftoient incontinent fecou-

rus; voicy dequoy ie trouue à propos de se seruir. Il leur faut donner parmy du Vin, des eaux chaudes, & cordiales, les faire coucher
sur le Visage ; leur fermer bien la
bouche, & le nez ; leur tordre les
doigts auec violence ; leur tirer la
barbe, & le poil ; leur frotter les
extremitez du Corps, leur ietter
de l'eau fraische sur le visage, leur
faire entendre quelque bruit violant ; leur mettre de l'Eau rose a-
uec du Vinaigre dans le nez,
si l'on void qu'ils languissent par
trop ; Et si c'est quelque suffocation de Matrice, brusler sous leur
nez, ou de la plume, ou du drap.
Quant à ceux qui sont trauaillez
d'Apoplexie, ce leur est vn present
Remede, qu'vne pesle rougie, ou
de les faire eschauffer entre les

bras des Corps viuans, à force de
les serrer estroittement , de quoy
quelques-vns se sont bien trouuez , à ce que l'on tient.

Il y a quantité d exemples, qui 341
verifient que plusieurs , qu'on a
creus morts, & tirez du lict, pour
les porter en terre , iusques -là
mesme, qu'ils y ont esté enseue-
lis , sont reuenus en vie. Ce que
l'on a reconnu , en ce qu'vn peu
apres leur enterrement, quelque
ouuerture s'estant remarquée sur
leur Tombeau , comme on a esté
curieux de voir d où cela procedoit, l'on y a trouué la Biere rom-
puë , & le Corps tout plein de
contusions, & de playes à la teste,
pour s'y estre long temps debat-
tu. Il y a de cecy vn autre exemple receu , & vrayement admira-

ble. C'est de Iean l'Escot, le Docteur subtil, & le Scolastique. Car ayant esté enseuely en l'absence de son Valet, qui seul auoit connoissance de sa maladie, quelque temps apres qu'on l'eut tiré de terre, on le trouua en ce mesme estat, que celuy dont ie viens de parler. Il en arriua presqu'autant à vn Comedien, qui fut enterré à Cambrige. A quoy i'adiouste, qu'il me souuient d'auoir oüy dire à vn Gentil-homme, que luy ayant pris vn iour fantaisie de sçauoir, si ceux que l'on pend souffroient beaucoup de mal, il voulut faire semblant de se pendre : & s'estant mis pour cét effect vne corde au col, se tint debout, & se mist vn escabeau soubs les pieds, esperant de le

pouuoir

pouuoir reprendre , quand il
voudroit. Mais il ne le pût iamais
autrement ; qu'à l'ayde d'vn de
ſes Amis, qui ſuruint là de bonne
fortune, lorsque cét Acteur tragique auoit ioüé ſon Perſonnage,
de telle ſorte, qu'il n'en pouuoit
preſque plus. A la fin , apres qu'il
fut reuenu à ſoy , & qu'on luy eût
demandé s'il auoit enduré beaucoup de mal , il reſpondit, qu'il
n'auoit point ſenty de douleur ,
mais apperceu deuant ſes yeux
vne maniere de Feu, qui s'eſtoit
vn peu apres changé en obſcuri-
té , puis en couleur bleuë , ou tur-
quine ; comme il arriue ordinairement à ceux qui ſont tombez
en Syncope. Ce qui me fait ſou-
uenir d'auoir oüy dire à vn Medecin encore plein de vie , qu'il

E e

auoit fait reuiure vn homme, demy heure, apres qu'on l'eut pendu, & ce à force de le frotter dans
des Bains chauds, ou en vne Estuue; & que dans le temps susdit;
on en pourroit faire autant de
quelqu'autre pendu que ce fust,
pourueu qu'on ne luy eust point
rompu le Col en le iettant.

DIFFERENCES

Entre la Ieunesse, & la Vieillesse.

Sur l'ar-
ticle 16.

1.

C'Est icy, pour vser d'vn terme
Metaphorique, l'Eschelle entiere du Corps humain. On le
conçoit; il est Animé dans le
Ventre: Il naist: on l'allaitte, on
le sevre: il commence à manger,

& à boire: les Dents luy viennent,
enuiron la deuxiefme année : Il
fe fouftient fur fes pieds ; il apprend à marcher , & forme peu
à peu fes paroles. En fuitte , les
Dents luy renaiffent fur la feptiefme année. Enuiron la douziefme
ou la quatorziefme , il entre en
âge de Puberté; & cômence alors
d'eftre capable de Generation :
Les Fleurs paroiffent : Il vient du
poil aux Iarrets, & aux Aiffeles,
enfemble de la Barbe au men-
ton , aux vns plus, & aux autres
moins. Quoy plus? On atteint l'â-
ge viril; on eft en fa force; & finalement en fon Declin. Alors la
tefte blanchit, fi bien que par la
cheute du poil, on deuient chauue : Les Fleurs s'arreftent : l'on
n'eft plus capable d'engendrer :

On se trouue dans vn extreme Decrepitude : L'on ne sçauroit marcher sans baston ; & la Mort enfin termine toutes ces peines. Cependant, l'Esprit aussi bien que le Corps , a ses declins , & ses periodes ; mais on ne les peut marquer par années ; comme il se void par la perte qui se fait insensiblement de la Memoire, & par plusieurs autres Accidens semblables , dont il sera parlé cy-apres.

2. Voicy maintenant la Difference que ie mets entre vn Ieune Homme, & vn Vieillard. Le Ieune a la peau delicate, & polie ; le Vieillard l'a rude , & pleine de rides, principalement au Front , & au tour des yeux. La Charnure du Ieune est tendre, & molle ; celle

du Vieux extrémement dure. Le Ieune est Dispos, & Robuste: le Vieillard Pesant, & Debile. Le Ieune digere aisement, & le Vieillard auec grande peine. Le Ieune a les entrailles molles, & succullentes, au lieu que le Vieillard les a seches & toutes recuites. Le Ieune porte le Corps droict : le Vieillard a tousiours le sien courbé. Les membres du Ieune sont forts, & fermes : ceux du Vieillard, foibles, & tremblans. Le Ieune est d'humeur Bilieuse, & auec cela Sanguin, & chaud : le Vieillard au contraire, est plein de flegme, & Melancholique, outre qu'il a le Sang extrémement froid. Le Ieune est prompt à l'accouplement ; le Vieillard tardif, & paresseux ; Le Corps du

E e iij

Ieune abonde en sucs temperez, celuy du Vieillard en cruditez aqueuses, & dommageables. Le Ieune regorge d'Esprits ; le Vieillard en a peu, encore sont-ils fort attenuez. Le Ieune les a ramassez, & gaillards ; le Vieux, espars, aigres, & rares. Les Sens du Ieune sont sans defaut, & pleins de viuacité ; ceux du Vieillard defectueux, & tous hebetez : Le Ieune a les Dents fortes, & entieres ; le Vieillard les a foibles, toutes gastées, & prestes à tomber : la Cheuelure du Ieune est de couleur differente, selon le temperament : celle du Vieillard meslée de gris, & à la fin toute blanche. Le Ieune a quantité de poil, & le Vieux est Chauue. Le Ieune a le Poulx vigoureux, & frequent ; le

Vieillard l'a foible, & tardif. Le
Ieune est suiet à des maladies aiguës, dont il guerit aisement, &
le Vieillard en a de *Croniques*, de
tres-difficile guerison. Les playes
du Ieune cedent bien-tost aux
Remedes, celles du Vieillard y
resistent, & la curation en est fort
longue. Le Ieune a les ioües hautes en couleur, au lieu qu'il se remarque d'ordinaire, que les Vieillards les ont pasles, ou que si elles
sont rouges, c'est à cause du sang
espais, qui s'y ramasse en diuers
endroicts. Le Ieune est peu tra-
uaillé de Catherres, & de fluxions;
le Vieillard l'est presque tous-
jours. Que si l'on me demande en
quoy principalement profitent
les Corps des Vieux ; ie respon-
dray, que c'est en grosseur, & en

E e iiij

repletion , pource qu'ils n'ont point les Pores bien ouuerts , & qu'auec cela , pour ne pouuoir digerer ce qu'ils mangent, ils ne le tournent aucunement en nourriture , dont ce qu'il y a de gros, & de gras en eux , n'est que la superfluité. Leur Indigestion pourtant , n'empesche pas qu'il ne s'en trouue quelques-vns parmy eux, qui sont grands mangeurs, & fort Gourmands, à cause de leurs humeurs acres, & mordicantes. Or bien que la plus-part des Medecins parlant superficiellement de ces choses , & comme par maniere d'acquit, les rapportent toutes à la diminution de la Chaleur naturelle, & à l'Humide radical; cela n'y fait rien pourtant : Mais il est certain, que la seicheresse

dans le declin de l'âge, precede la
Froideur ; si bien que le Corps en
sa consistance, & en sa plus grande Chaleur, commence à se dessecher , & en suitte à se Refroidir.

Ayant à discourir maintenant 3.
des qualitez, & mesme des Passions de l'Ame , ie rapporteray
icy , qu'au temps que i'estudiois à
Poictiers, en France, comme i'e-
stois encore fort ieune, ie fis connoissance auec vn Gentilhomme
François, qui estoit , à vray dire,
vn grand Parleur, mais vn grand
Esprit, & qui deuint depuis vn excellent Homme. Il auoit si bien
tourné en coustume de declamer
contre les Vieillards, qu'il les tenoit tousiours sur les rangs, disant,
que si l'on pouuoit penetrer au

fonds de leur Ame, on la trouueroit auſſi difforme que leurCorps.
A quoy il adiouſtoit, ſe diuertiſ-
ſant à leurs deſpens, qu'il y auoit
vn tel rapport entre l'vn, & l'autre, qu'on en pouuoit faire vne
maniere de Parallelle. Il ſouſte-
noit, que la ſechereſſe de la peau
marquoit leur impudence, & la
dureté des entrailles, celle de
leur Cœur impitoyable; Que leur
Chaſſie, & leurs Regards de tra-
uers, eſtoient en eux des ſymbo-
les d'Enuie: Que leur yeux enfon-
cez dans la teſte, & leur Corps
penchant vers la terre, leur re-
prochoiét l'Atheiſme:pource,di-
ſoit-il, qu'ils ne regardoient plus
le Ciel, comme ils auoient accouſtumé de faire, eſtant ieunes;
Que les tremblemens de Mem-

bres defignoient en eux l'Incon-
ftance, & l'Infidelité; Les doigts
crochus, l'Auarice, & la Rapine;
la foibleffe des Genoux, la Timi-
dité ; les Rides, la Fourberie, qui
ne pouuoit fouffrir qu'ils allaffent
droiẟ en befongne ; & ainfi de
plufieurs autres defauts qu'il alle-
guoit, dont ie ne me fouuiens
plus. Mais à parler ferieufement,
poffible ne trouuera-t'on pas
mauuaifes les Antithefes fuiuan-
tes. Le Ieune eft honteux, & rou-
git facilement ; le Vieillard point
du tout : Le Ieune a vne ambi-
tion glórieufe, le Vieillard, vne
Enuie maligne : Le Ieune, pour
l'ardeur qui eft en luy, & pour
n'eftre pas accouftumé au mal, fe
porte d'inclination à la Religion,
& à la Pieté ; le Vieillard au con-

traire, s'en esloigne, à cause qu'il n'est point charitable, & qu'insensiblement il a vieilly dans le Vice, outre qu'il n'a pas la Foy bien ferme. Le Ieune est ardant en ses volontez, le Vieillard moderé: le Ieune inconstant, & volage, le Vieillard constant & graue: le Ieune liberal, Bien-faisant, & Amy des Hommes; le Vieillard Auare, presomptueux, & qui n'aime que soy-mesme; le Ieune plein de confiance, & d'espoir, le Vieillard si deffiant, que toutes choses luy sont suspectes: le Ieune Courtois, & complaisant, le Vieillard si Fascheux, que tout luy desplaist: le Ieune Franc, & sincere, le Vieillard couuert, & Dissimulé: le Ieune a de la conuoitise pour les choses grandes, &

le Vieillard pour les necessaires :
le Ieune n'estime que le Present :
le Vieux ne fait estat que du Passé : le Ieune respecte ses Supe-
rieurs ; le Vieillard les censure ; &
ainsi de quantité d'autres Remarques, qui appartiennent plustost aux Mœurs, qu'aux Recherches dont il est icy question : Ce
qui n'empesche pas neantmoins,
qu'il n'y ait des Vieillards qui
profitent en certaines choses, qui
regardent le Corps, aussi bien
qu'en celles qui touchent l'Esprit ;
si ce n'est qu'ils soient extrémement cassez ; car s'ils ne l'ont si
vif qu'il faudroit, pour bien in-
uenter, ils ne laissent point d'auoir
le Iugement solide, & font plus
d'estat incomparablement des
choses certaines, que des douteu-

ses, ou qui n'ont rien qu'vne belle monstre. Il s'en trouue pareillement, qui ne se picquent pas
moins d'estre grands Parleurs,
que pleins d'ostentation, & de
vanité. Car n'estans plus capables
d'Agir, ils s'imaginent que leur
Babil doiue y suppleer. A raison
dequoy les Poëtes n'ont pas feint
mal à propos, que le vieil Tithon
fût autresfois Changé en Cigale.

APHORISMES
TOVCHANT LA VIE,
& la Mort.

Sur la Durée de l'vne, & la
Forme de l'autre.

APHORISME I.

Rien ne se consume ; si ce
n'est que ce qui se perd
dans vn Corps, se conuertisse
en vne autre.

EXPLICATION.

Il n'y a rien qui perisse entierement : Ce qui se consume, ou
se change en Air, ou passe dans
quelque autre Corps, qui luy est
prochain : D'où vient que nous

voyons, qu'vne Mousche, vne
Araignée, & vne Formy, s'im-
mortalisent en quelque façon,
quand par accident elles se trouuent enseuelies dans de l'Ambre,
Tombeau plus precieux & plus
riche, que celuy des Roys; quoy
que neantmoins ces choses-là
soient tendres, & faciles à se destruire. Mais la cause en procede,
de ce qu'il n'y a point d'Air par
où elles puissent s'euaporer; Outre que la Substance de l'Ambre est d'vne nature si contraire,
qu'elle n'est pas capable d'admet-
tre aucune des parties qui les
composent. Il en est de mesme
d'vne Racine, d'vn esclat de Bois,
ou de telle autre chose, que l'on
met dans de l'Argent vif. A quoy
sont semblables, mais ce n'est
qu'en

qu'en partie, les effects du Miel,
de la Cire, & de la Gomme.

APHORISME II.

IL y a dans toutes les Choses
qui peuuent estre touchées,
vn Esprit couuert d'vn Corps
grossier, & c'est de là que leur
Corruption & leur ruine procedent.

EXPLICATION.

NOus ne connoissons point
de Corps sur la Terre, qui
n'ait des Esprits ; soit qu'ils prouiennent de l'*Attenuation*, ou de
la Cuisson qui se faict par la Chaleur du Ciel ; soit qu'il en faille
rapporter l'effect à quelqu'autre
Cause : Car il n'y a point de Vui-

de dans la concauité des Choſes
que l'on touche, & il faut necẽſ-
ſairement qu'il y ait de l'Air, ou
bien vn Eſprit qui leur ſoit propre. Or ce meſme Eſprit dont
nous parlons, n'eſt ny Vertu ny
Efficace, * ny Entelechie, ny vne
Bagatelle non plus; mais vn Corps
ſubtil, inuiſible, & placé; ioinct
qu'il a ſes Dimenſions, & qu'il
eſt Reel. Cét Eſprit pareillement
n'eſt point Air (comme le ſuc du
Raiſin n'eſt point Eau) mais bien
vn Corps deſlié, approchant de
l'Air : quoy qu'il en ſoit, fort different. Et dautant que les plus eſpaiſſes parties d'vne choſe, comme peſantes de leur Nature, &
difficiles à eſmouuoir, deuroient
eſtre apparemment de longue
durée ; cela n'aduient pas neant-

moins, à raison de cét Esprit-là, qui les met en desordre, les mine, les renuerse, & rauage toute l'Humidité du Corps, comme encore tout ce qui par la Digestion peut produire de nouueaux Esprits, lesquels auecque les vieux, s'euaporent, & s'euuolent ensemble. Ce qui paroist clairement dans la Diminution du poids des choses, qui par le moyen de la Transpiration se sont dessechées : Car outre que tout le contenu de la Pesanteur n'estoit pas Esprit, Il se pouuoit dire encore autre Chose qu'vn Corps, apres s'estre euaporé.

APHORISME III.

L'Esprit chaßé dehors, deſſeche ; au lieu qu'eſtant retenu, & quand il agit au dedans, il Reſout, il Pourrit, ou il Viuifie.

EXPLICATION.

L'Eſprit produit quatre Operations diuerſes. Car ou il Deſſeche, ou il Reſout, ou il Pourrit, ou il Engendre. Le Deſſechement n'eſt pas le propre Ouurage de l'Eſprit, mais des Parties les plus eſpaiſſes, apres qu'il en eſt dehors. Car alors elles ſe reſſerrent, partie pour euiter le Vuide, partie par l'vnion des Choſes Homogenées ; ainſi qu'il

void en celles qui se dessechent a-
uec le Temps, & en tous les Corps
les plus arides, que le Feu rend
tels, comme la Brique, le Charbon, le Pain. La Dissolution est
vn pur effect des Esprits : car elle
ne se sçauroit faire, s'ils ne sont
esueillez, pource que venant à se
mettre au large, sans sortir du
Corps, ils se glissent, & s'espandent dans les Parties les plus espaisses, qu'elles rendent molles,
& liquides ; comme il arriue aux
Metaux, à la Cire, & à telles
autres Matieres, qui sont propres
à retenir les Esprits, & qui empeschent qu'ils ne s'exhalent. La
Pourriture est vn effect meslé de
l'Esprit, & des Parties solides ;
dautant que ce mesme Esprit qui
les arrestoit, & les tenoit en bri-

F f iij

de, eſtant ou pouſſé dehors, ou
deuenu comme languiſſant, il
faut de neceſſité, que le tout
vienne à ſe reſoudre, & qu'il s'en
retourne à ſes Parties Heteroge-
nées, ou ſelon quelques-vns, à ſes
Elemens. Ce qu'il y auoit d'Eſprit
dans le Suiet, ſe ramaſſe en ſoy:
(& de là vient, que les choſes
commencent à ſentir mauuais,
dés auſſi-toſt qu'elles ſont pour-
ries:) Comme encore les Parties
oleagineuſes s'aſſemblent entr'elles; ce qui eſt cauſe qu'elles ont
auſſi ie ne ſçay quoy d'onctueux,
& de gluant; les Humides, ou celles qui tiennent de l'Eau, s'vniſ-
ſent de meſme auecque les Feces,
d'où naiſt pareillement cét ordinaire meſlange qui ſe remarque
parmy les choſes putrefiées. Mais

pour ce qui eſt de la Generation,
ou de la *Viuification*, c'eſt encore
vn ouurage meſlé, tant de l'Eſprit, que des parties les plus groſſieres, quoy que neantmoins,
d'vne maniere fort differente.
Car l'Eſprit entré s'arreſte bien,
mais il ne laiſſe pas de s'enfler, ny
meſme de changer de lieu, là où
les Parties ſolides ne ſe reſoluent
point, mais ſuiuent le mouuement de l'Eſprit, qui les produit,
& les eſpand ſoubs diuerſes For-
mes, ſuiuies de la Generation, &
de l'Organiſation ; Et c'eſt ainſi,
que la Viuification ſe faict dans
vne Matiere, qui tient fort, ou
qui eſt molle, & gluante, afin
que l'Eſprit ſoit arreſté en meſme
temps, & que les Parties obeyſ-
ſent doucement, & de la façon

que l'Esprit les forme. Toutes lesquelles choses se remarquét dans
la Matiere, tant des Vegetaux,
que des Animaux, qui s'engendrent, ou de Semence, ou de
Pourriture; car on y voit par tout
vne Matiere, qui est mal-aisée à
rompre, & facile à ployer.

APHORISME IV.

IL y a dans toute sorte de
Corps animez, deux Gen-
res d'Esprits, à sçauoir, ceux
qu'on appelle Morts, qui sont
dans les choses inanimées, &
ceux que l'on nomme Esprits
vitaux.

EXPLICATION.

I'Ay déjà dit cy-deuát, que pour
prolonger la Vie, il faut consi-

derer le Corps humain, premierement comme sans Ame, & sans
Nourriture ; & en second lieu,
comme Animé, & Nourry. La
premiere consideration fait voir
de quelle sorte il se comporte ; &
la seconde , par quels moyens il
est reparé. Nous deuons pour
cét effect nous representer, qu'il y
a dans les Os, dans la Chair , &
dans les Membranes d'vn Corps
viuant , les mesmes Esprits qui
sont dans les Os, dans la Chair, &
dans les Membranes d'vn mort,
& parmy les autres parties mortes , & separées, comme celles de
quelque Cadavre. Mais quoy que
l'Esprit vital les regisse , & qu'il
s'accorde en quelque façon auec
eux; c'est pourtant vne autre chose, & tout à faict diuerse. Il y a

deux principales Differences entre les Esprits morts, & les Esprits
vitaux : L'vne, que ces premiers
ne s'entretiennent nullement, &
sont comme destachez du Corps
qui les enuironne, de la mesme
sorte que l'Air est meslé dans la
Nege, ou parmy les eaux. Mais
quant aux Esprits vitaux, ils se
ioignent ensemble dans les Canaux par où ils passent, & sont
encore de deux façons. L'vn a
des Branches qui passent par de
petits conduits, tels que des li-
gnes ; & l'autre a vne demeure
arrestée, où il se tient pour s'y ramasser dans vn Espace concaue,
en vne quantité notable, à proportion du Corps ; & c'est où est
la source de plusieurs petits Ruis-
seaux qui en descoulent. Or cette

mesme source est particulierement dans les Ventricules du
Cerueau, qui sont fort petits dans
les Animaux les moins parfaicts,
de telle sorte, qu'il semble, que
ces Esprits soient plustost espandus par tout le Corps, que dire-
ctement logez dedans: côme il se
remarque par exemple aux Mous-
ches, aux Serpens, aux Anguilles,
dont on void les pices se mouuoir
vn assez long-temps, apres qu'on
les a couppées. Les Oiseaux mesmes tressaillent, quand on leur a
tranché la Teste; pource qu'ils ne
l'ont pas grande, & que les Cellules par consequent en sont aussi fort petites. Mais quant aux
Animaux les plus nobles, ils ont
les Ventricules plus amples, &
l'Homme par dessus. L'autre Dif-

feréce est, que l'Esprit vital estant
comme vn petit vent, composé
de Flamme, & d'Air, participe à
la Nature du Feu, ainsi que les
sucs des Animaux tiennent beaucoup de celle de l'Eau, & de l'Huyle. Où il est à remarquer , que
comme cette Chaleur a ses Mouuemens ; aussi a-t'elle ses Vertus
particulieres. Car la Fumée mesme , auant que d'estre enflam-
mée, a de la Chaleur, & n'est pas
moins mobile, qu'elle est subtile.
Et neantmoins c'est tout vn autre chose, apres qu'elle est deue-
nuë Flamme. Mais la Chaleur des
Esprits vitaux est incomparablement plus douce, que celle du
moindre Feu qui se prenne à l'Eau
de vie, ou à telle autre Matiere;
ioint qu'elle se trouue mesléepour

la plus-part auec vne Substance
aërienne, ce que l'on peut appeller vn Mystere dans la Nature,
qui est d'Air, & de Flamme ensemble.

APHORISME V.

*Châque Partie faict les
Fonctions   Naturelles ;
Mais l'Esprit vital les esueil-
le, & les aiguise.*

EXPLICATION.

Les Fonctions, ou les Operations qui dépendent de chas-
que membre, suiuent sa Nature,
comme, l'Attraction, la Retention, la Digestion l'Assimilation,
la Separation, l'Excretion, la Separation, la Transpiration, & le
Sens mesme, suiuant les Proprie-

tez de châque Organe, comme de l'Estomaeh, du Foye, du Cœur, de la Ratte, du Fiel, du Cerueau; de l Oeil, de l'Oreille. Et toutesfois les Parties ne produiroient iamais leur effect, si ce n'estoit par la force, & par la presence de l'Esprit vital, & de sa Chair; comme vn Fer n'en attireroit iamais vn autre, s'il n'estoit esueillé par l'Aliment : & l'œuf ne feroit aucune production, si la Substance de la Femelle n'auoit esté touchée de l'accouplement du Masle.

APHORISME VI.

LEs Esprits morts ont beaucoup de ressemblance auec l' Air, & les Esprits vitaux ont plus d'affinité auec la Substance de la Flamme.

EXPLICATION.

CE que nous auons rapporté en expliquant le quatriesme Aphorisme, peut esclaircir celuy-cy. Mais il arriue encore, que les choses Oleagineuses, & grasses se conseruent plus long-temps, car comme l'Air ne les importune pas beaucoup ; elles ne se soucient pas beaucoup aussi de se ioindre à luy. Mais c'est folie de croire, que la Flamme ne ſoit qu'vn Air allumé, puis qu'entre l'vn, l'autre, il n'y a non plus d'alliance, qu'entre l'Eau & l'Huyle. Quant à ce qu'on met en auant, que les Eſprits vitaux ont plus de rapport auec la Subſtance de la Flamme, cela vient clore qu'ils en ont plus que les morts, ſans que neantmoins il faille inferer de là, qu'ils ayent plus de Flamme, que d'Air.

APHORISME VII.

L'*Eſprit a deux Inclinations: l'vne, de ſe multiplier, l'autre de ſe Produire, & de ſe Ramaſſer dans les choſes de ſa Nature,*

EXPLI-

EXPLICATION.

CEt Aphorisme s'entend des Esprits morts. Car ce que l'Esprit vital abhorre le plus, c'est de sortir du Corps où il est, hors duquel il n'y a rien qui luy soit naturel : Et bien qu'il se puisse aduancer quelquesfois, pour aller à la rencontre de ce qu'il anime ; si est-ce que iamais il ne desloge de sa demeure. Au contraire de cecy, les Esprits qu'on appelle morts ont les deux Inclinations susdites. Pour la premiere, il est certain, que tout Esprit qui habite vn Corps espais, & grossier, est mal logé tout à faict. D'où il s'ensuit, que ne trouuant rien qui ait du rapport auec luy, il produit son semblable, estant seul, & tra-

Gg

uaille continuellement à se multiplier, & à s'approprier ce, qu'il
y a de plus leger dans les Corps solides, pour s'en seruir à s'accroistre. Quant à la seconde Inclination, qui est de s'euaporer, & de
gaigner l'Air, Il ne faut pas douter, que toutes les choses subtiles,
& desliées, pour estre tousiours
mobiles, ne se portent volontiers
vers celles qui leur sont semblables ; Comme il se void par
espreuue, qu'vne ampoule d'eau
cherche à s'vnir à vne autre Ampoule ; & la Flamme de mesme à
vne autre Flamme : mais cela se
fait encore mieux, lors que l'Esprit s'euapore dans l'Air qui l'enuironne, pource qu'il ne va pas
seulement à vne petite Partie,
mais à vn Amas tout entier des

chofes qui luy reſſemblent. Ce-
pédant il faut remarquer icy, que
la ſortie de l'Eſprit à l'Air, & ſon
euaporation ; ſont des Actions
doubles, qui procedent, partie
de l'inclination de l'Eſprit, partie de celle de l'Air: car l'Air commun eſt comme vne choſe neceſſaire, qui prend auec auidité
tout ce qui s'accommode à luy,
comme, les Eſprits, les Odeurs,
les Rayons, les Sons, & ainſi du
reſte.

APHORISME VIII.

L'Eſprit retenu, s'il n'a pas
dequoy en engendrer vn
autre, attendrit les Parties ſolides, & les plus eſpaiſſes.

EXPLICATION.

LA production d'vn Esprit nouueau ne se faict point, si ce n'est dans les Matieres, qui ont le plus de rapport auec luy; comme sont les Choses humides. C'est pourquoy, si les parties solides où est l'Esprit, sont en vn degré plus esloigné; quoy que l'Esprit ne puisse pas les digerer, il les destruit neantmoins autant qu'il peut; les ramollit, & les rend liquides; de sorte qu'encore qu'il ne se puisse accroistre, il en est pourtant plus au large, & se loge parmy les subiets qui luy sont les plus fauorables. Cét Aphorisme contribuë beaucoup à la fin où ie le rapporte, pource que par la detention de l'Esprit, il sert à l'at-

tendriſſement des Parties opinia-
ſtres & dures.

APHORISME IX.

L'Attendriſſement des Parties ſolides ſe faict comme il
faut, lors que l'Eſprit n'eſt
point Volatil, & qu'aueccela
il ne produit rien.

EXPLICATION.

CEtte Regle reſout les difficul-
tez qui ſe rencontrent dans
l'operation de l'Attendriſſement,
faict par la retention des Eſprits.
Car ſi l'Eſprit qui eſt au dedans
rauage tout, les parties attendries
n'en ſont pas mieux ; au contraire elles ſe relaſchent, & ſe cor-
rompent entierement. A raiſon

dequoy, il faut rafraiſchir, & reſſerrer les Eſprits retenus, de peur
qu'ils ne ſoient trop remuans.

APHORISME X.

POur rendre le Corps vi-
goureux, il faut que la
Chaleur de l'Eſprit ſoit forte,
& nullement aigre.

EXPLICATION.

CEt Aphoriſme ſert pareillement à eſclaircir la difficulté
precedente, & va plus auant encore. Car elle monſtre, qu'elle
doit eſtre la Chaleur du Temperament, pour faire qu'vn Corps
viue long-temps : ce qui ne peut
eſtre qu'vtile, ſoit que l Eſprit ſe
trouue retenu, ſoit qu'il arriue

tout le contraire : car de quelque
façon qu'on le prenne, il faut que
la Chaleur des Esprits soit telle,
qu'elle se change en parties, solides, plustost que de faire vn rauage des molles, estant certain
qu'elle desseiche les vnes, & attendrit les autres ; Ce qui contribuë aussi beaucoup à rendre la
Nourriture parfaicte. La raison
est, daurant que cette mesme
Chaleur esueille la faculté, appellée des Sçauans, *Assimilation,* * &
dispose par mesme moyen la
Matiere à estre changée. L'on
doit prendre garde encore, que
la Chaleur dont nous parlons, ait
les proprietez suiuantes. Premierement, qu'elle soit lente, & n'eschauffe point tout d'vn coup. En
second lieu, qu'elle ne soit pas

* Ou qui cõuertit en mesme substance.

trop grande , mais mediocre :
Troifiefmement, qu'elle fe trouue vnie, & reglée , non pas inef-
gale, c'eft à dire, tantoft plus petite , & tantoft plus grande ; Et
quatriefmement, que fi quelque
chofe luy refifte , il fe roidiffe à
l'encontre, fans fe ralentir, ny s'e-
fteindre. Cette obferuation eft
tres-fubtile , & ne doit aucunement eftre oubliée, à raifon de
fon vtilité merueilleufe : mais
nous y auons pourueu en quelque forte, dans les remedes pro-
pofez cy-deuant, pour donner à
ces Efprits vne Chaleur vigou-
reufe, ou celle que nous appellons
communement *Artifte* * : & non
pas cette autre qu'on peut nommer *criminelle*, pour les grands de-
gafts , & les rauages continuels

† Ou
Arti-
fane.

qu'elle faict au Corps.

APHORISME XI.

L'Espaißißemēt des Esprits en sa Substance, est bon à prolonger la vie.

EXPLICATION.

Cet Aphorisme dépend du precedenr. Car l'Esprit espaißi a toutes les quatre Proprietez de la Chaleur, que i'ay rapportées ; & les façons de l'espaißißement, sont contenuës dans la premiere de nos dix Remarques.

APHORISME XII.

LES Esprits en grande quantité, se hastent plus de sortir, & font plus de rauage, que lors qu'ils sont en petit nombre.

EXPLICATION.

IL n'y a rien d'obscur en cet Aphorisme, puis que regulierement la quantité augmente la Vertu. Cela se void dans la Flamme, qui tant plus elle est grande, tant plus elle est forte à s'esuaporer, & prompte à consumer ce qu'elle rencontre. Voilà pourquoy l'excessiue abondance, ou le regorgement des Esprits, nuit tout à faict à la longueur de la Vie; de sorte qu'on n'en doit sou-

haitter qu'autant qu'il en faut
pour ſes fonctions ordinaires, &
pour la reparation de ce qu'il y
a de perdu.

APHORISME XIII.

L'Eſprit ne ſe haſte point de
ſortir ; & faict auſſi bien
moins de rauage, quand il eſt
eſpars eſgalement , que lors
qu'il eſt placé inégalement.

EXPLICATION.

NOn ſeulement l'abondance
des Eſprits nuit en general
à la durée des choſes , mais elle
leur eſt encore dommageable,
n'eſtant pas bien reprimée ; d'où
vient que tant plus l'Eſprit eſt
tenu en bride, & reduit à s'inſi-

nuer par les moindres choses, tant
moins auſſi produit-il d'effect.
Car la Diſſipation commence
par la Partie où l'Eſprit eſt plus
laſche. C'eſt pourquoy, pour viure long-temps, il eſt bon de reſ-
ueiller la Chaleur naturelle par
l'Exercice, & de ſe faire frotter
en ſuitte. Car le Mouuement, ou
l'Agitation, diſſipe grandement
bien ce qui eſt nuiſible de ſoy ; &
par vn ſubtil meſlange qu'il fait
des choſes, s'inſinue en elles de
la maniere que nous venons de
dire.

APHORISME XIV.

L E Mouuement ineſgal, &
de ſreglé des Eſprits, ſe haſte
plus de ſortir, & faict plus

de rauage, que celuy qui est esgal, & reglé.

EXPLICATION.

CEt Aphorisme est infailli-ble en ce qui regarde les choses inanimées, l'Inesgalité estant la Mort de la Dissolution. Mais elle ne l'est pas à la rigueur dans les Natures animées. Car l'on y regarde la Reparation, aussi bien que la Consomption. Or est-il que, comme la Reparation se fait par les Inclinations, & les diuers appetits de chasque chose ; l'Inclination de mesme, s'esmeut par la Varieté. Mais la Regle est veritable, en ce que cette mesme Varieté est plustost vn changement, qu'vn meslange ; & quelle se peut encore appeller constante dans son inconstance.

APHORISME XV.

L'*Esprit est retenu par force dans un Corps, dont l'Assemblage est solide.*

EXPLICATION.

Tous les Corps generalement abhorrent la Solution de Continuité ; mais c'est tousiours à proportion de leur espaisseur, ou de leur Masse solide. Car tant plus les Corps sont subtils, tant plus souffrent ils d'estre pressez, & resserrez dans de moindres espaces. Ce qui paroist manifestement, en ce que l'Eau entre naturellement, où la poussiere ne

ſçauroit entrer ; l'Air penetre, où
l'Eau ne peut paſſer ; & pareillement la Flamme & l'Eſprit s'ouurent vne entrée, où l'Air ne s'en
peut donner aucune. Il y a pourtant des bornes en tout cecy. Car
l'Eſprit n'a pas vne ſi grande inclination à ſortir, qu'il ſouffre
qu'on le deſtache par trop, ou
qu'on le reduiſe en vn trop petit
eſpace. De là vient, que ſi l'Eſprit eſt enuironné d'vn Corps ſolide, ou gras, ou gluant, & qui
par conſequent ne ſe deſtache
qu'auecque peine, il ſe reſerre
tout à faiɔt, & ſe trouue comme
empriſonné, ſans qu'il ſe ſoucie
de ſortir. C'eſt pourquoy nous
voyons par eſpreuue, qu'il faut vn
long-temps pour faire bien euaporer les Eſprits, qui ſont dans les

Pierres, & dans les Metaux ; si ce
n'est que ces Esprits soient esueillez à force de feu, & que l'on se-
pare les parties solides auec des
Eaux fortes, & corrosiues. Il en
aduient de mesme des Gommes,
horsmis qu'il faut bien moins de
Chaleur à les Dissoudre. D'où il
faut conclure, que les sucs d'vn
Corps, quand il est Dur, la Peau
resserrée, & les autres choses semblables, qui prouiennent des A-
limens secs, de l'Exercice, & de
la Froidure de l'Air, contribuent
beaucoup à la longue Vie, ser-
uant comme de Barrieres à l'Esprit, pour l'empescher de sortir.

APHO-

APHORISME XVI.

L'Esprit est aisement retenu dans les choses Oleagineuses, & grasses, bien qu'elles ne soient pas de Nature à s'attacher, & à tenir fort.

EXPLICATION.

SI l'Esprit n'est point aigry par l'Antipathie du Corps qui l'enuironne, ny retenu par sa trop grande Ressemblance auec luy, ny pressé, ou gesné par dehors, il ne se trauaille pas beaucoup pour sortir. Or tous ces effects ne se remarquent aucunement dans les choses Oleagineuses. Car elles ne sont, ny si contraires à l'Esprit que les dures, ny si approchantes

Hh

de sa Nature, que les *Aqueuses* ny pareillement de si bon accord auecque l'Air qui les enuironne.

APHORISME XVII.

LA prompte Dissipation de l'Humeur Aqueuse conser-ue plus long-temps en leur estre les Corps Oleagineux.

EXPLICATION.

I'Ay dict que les Substances A-queuses s'en-volent plus prom-ptement, que les Oleagineuses; pource que celles-là sont plus semblables à l'Air, & celles-cy plus contraires. Mais comme ces deux sortes d'humidité sont pres-que dans tous les Corps, il arriue que l'Aqueuse semble trahir l'Oleagineuse ; Car s'euaporant peu à peu dehors, elle l'emporte auec foy ; de sorte qu'il n'y a rien qui conserue si bien le Corps , comme vne douce seicheresse, pource que faisant sortir l'Humeur Aqueuse, sans irriter l'Oleagineuse, elle est cause que cette derniere est en pleine iouyssance de sa Nature. Ce qui n'importe pas seulement à empescher la Pourriture, comme il aduient en effect, mais encore à conseruer les choses en leur vigueur. De là vient aussi, que l'Exercice moderé, & les Frictions legeres, qui ouurent plustost les Pores, qu'elles ne prouocquent la Sueur, seruent grandement à prolonger la vie.

APHORISME XVIII.

L'Air repoussé n'est pas de peu d'importance à faire viure long-temps.

EXPLICATION.

I'Ay dict, cy-deuant, que l'Euaporation de l'Esprit est vne double Action, qui prouient de l'inclination du mesme Esprit, & de l'Air. C'est pourquoy, ce n'est pas aduancer peu, que de retrancher l'vne des deux ; ce que l'on peut faire principalement par le moyen des Onctions : Mais non pas si bien, que diuers inconueniens ne s'en ensuiuent ; Ausquels on peut obuier par la seconde des dix Obseruations que nous auons cy-deuant rapportées.

APHORISME XIX.

LEs Espritsieunes, insinuez, & transmis dãs vn vieux Corps, le peuuent changer en peu de temps.

EXPLICATION.

LA Nature des Esprits est comme vne premiere Roüe, qui remuë toutes les autres dans le Corps humain, & partant, il faut prendre garde à elle, si l'on veut viure long-temps; outre qu'il y a des inuentions pour alterer les Esprits, plus propres les vnes que les autres. Où il est à remarquer, qu'il y a deux obseruations à faire sur eux. L'vne, qui est lente, & qui semble agir par vne maniere de Circulation, se fait par les Alimens ; & l'autre, double de messme, & prompte au possible, v a droit aux Esprits, par le moyé des Vapeurs, ou des Complexions diuerses.

APHORISME XX.

LEs Sucs du Corps, vn peu Durs, & Onctueux, aydent à prolonger la vie.

EXPLICATION.

LA Raison de cecy est euidente de soy, & ie l'ay desia remarquée en cét endroit, où i'ay posé pour Maximes, Que les Choses Dures, Oleagineuses, & Destrempées, ne se dissipent qu'auecque peine. Il y a pourtant cet

te Differéce, que i'ay faite encore
sur la dixiesme Operation, que le
Suc qui est Dur, ne se dissipe pas
si tost, & qu'il ne se repare point
aussi facilement. D'où il s'ensuit,
qu'y ayant en tous les deux, & de
l'aduantage, & du desaduantage,
l'on ne sçauroit fonder rien d'important là dessus. Mais quant au
Suc onctueux, & humecté, il sert
à l'vn, & à l'autre ; voylà pourquoy il en faut faire plus d'estat,
& s'y arrester aussi plus particulierement.

APHORISME XXI.

Tout ce qui penetre par sa subtilité, & qui n'est point corrosif par son acrimonie, produit vn Suc plus doux, & plus humecté.

EXPLICATION.

IL est plus facile d'entendre çét Aphorifme, que de le reduire en pratique. Car il eft certain, que les chofes acres, & mordican-tes, qui ont vne pointe, comme les Aguillons ; & les Dents bien affilées, laiffent toufiours quelque trace de Seichereffe, & de Diuul-fion en tous les lieux par où elles paffent ; pour endurcir les Sucs, & deftacher les Parties ; comme au contraire, celles qui penetrent par la fubtilité feule, & comme à la defrobée, humectent en cou-lant, & arroufant, fans aucune violence : Dequoy nous auons parlé affez au long, dans la qua-triefme, & feptiefme de nos O-perations.

APHORISME XXII.

L'Assimilation se fait par-
faitement bien, sans aucun
Mouuement local.

EXPLICATION.

CEt Aphorisme n'a point de
soin d'autre Explication, que
de celle que nous en auons don-
née dans nos Remarques, sur la
huictiesme Operation.

APHORISME XXIII.

SI l'on se pouuoit nourrir
par le dehors, ou par ailleurs que par l'Estomach, cela
prolongeroit de beaucoup la
vie.

EXPLICATION.

L'Experience nous monstre, que toutes les Fonctions de la Nourriture, se produisent par de longs destours; & qu'au contraire, elles agissent par la connexion, & l'embrassement des choses semblables, comme il arriue dás les Infusiós, qui sont faites en peu de temps. Ce qui me faict croire, qu'il seroit tres-vtile de se nourrir par dehors, & ce d'autant plus que la Faculté Digestiue se perd dans la Vieillesse; Tellement que si l'on pouuoit prendre nourriture par des Bains, par des Onctions, & par des lauemens; toutes ces choses ioinctes ensemble, auroient vn effect beaucoup plus grand, qu'elles n'ont estant pri-

ses separement, comme elles sont
d'ordinaire.

APHORISME XXIV.

Qvand la Digestion est
foible, pour mettre la
Nourriture dehors; il faut,
pour l'attirer, appliquer des
Remedes externes.

EXPLICATION.

CEt Aphorisme differe tout à
faict du precedent. Car attirer au dedans l'Aliment qui est
dehors, est autre chose, que de
l'attirer dehors, s'il est dedans.
Tous deux neantmoins s'accor-
dent en ce qu'ils suppleent à la
foiblesse de la Digestion, par vne
autre voye.

APHORISME XXV.

Tout prompt Renouuel-
lement du Corps, se fait,
ou par les Esprits, ou par les
Ramollissemens, & les Ma-
lacisations.

EXPLICATION.

Il y a deux choses dans le
Corps, à sçauoir, l'Esprit, &
les Parties. L'on paruient à l'vn
& à l'autre par le long destour de
la Nourriture. Mais les plus longs
chemins pour faire des Esprits, ce
sont les Vapeurs, & les Passions
diuerses ; Et pour les Parties, les
Malacisations *, où il faut bien
prendre garde, que nous ne mes-
lions pas la Nourriture qui se fait

par dehors, auec le Ramolliſſement, l'intention duquel n'eſt pas
de nourrir les Parties, mais bien
de les rendre plus capables d'eſtre
nourries.

APHORISME XXVI.

LE Ramolliſſement ſe faict
par des choſes de meſme
Subſtance, qui impriment &
bouchent enſemble.

EXPLICATION.

LA raiſon de cecy eſt euidente:
Car il n'y a que les choſes de
meſme Subſtance qui ramolliſ-
ſent, tout ainſicelles qui attirent, agiſſent auſſi; & celles qui
bouchent, reſtreignent pareillement; outre qu'elles repriment

la Tranſpiration, qui eſt vn mouuement oppoſé à la *Malaciſation*.
Cela eſtant, comme ie l'ay remarqué dans la neufieſme Ob-
ſeruation, le Ramolliſſement ne
ſe faict pas tout d'vn coup, mais
par degrez, & de ſuitte. Premierement, chaſſant la liqueur par
des choſes qui eſpaiſſiſſent, pource qu'vne Infuſion exterieure, &
eſpaiſſe, ne cimente pas bien le
Corps; ioinct qu'il faut que ce qui
entre ſoit ſubtil, & comme vne
maniere de Vapeur. Seconde-
ment, en attendriſſant par la
Reſſemblance des choſes de meſme Nature; Car les Corps s'ouurent à la rencontre de ceux qui
ont auec eux quelque ſorte d'affinité. Troiſieſmement, celles qui
agiſſent ſeruent de vehicule, à

aire entrer les choses consubstan-
tielles, tandis que le meslange des
Astringentes, empesche tant soit
peu la Transpiration. En quatriesme lieu, vous auez cette grande Astriction, & closture, qui se
fait auec l'Emplastre requis ; Et
en suitte l'Onction, iusques à ce
que la Partie ramollie deuienne
ferme, & solide, comme i'ay dit
en son lieu.

APHORISME XXVII.

Renouueller souuent les
Parties Reparables, est le
vray moyen d'Humecter, &
de Restablir celles qui sont
moins capables d'estre repa-
rées.

EXPLICATION.

NOus auons dit à l'entrée de
cette Histoire, que le grand
Chemin de la Mort est, quand
les choses qui ont besoin de Separation se desfont dans la compagnie de celles, qui en ont moins
de besoin. Tellement qu'il faut
s'estudier tout à faict à se Restablissement, quand la Necessité le
requiert. C'est pourquoy, de ce
mesme Aduertissement que donne Aristote dans son Liure des
Plantes, que le Renouuellement
des Branches, semble aussi renouueller le Tronc; i'en ay tiré cette
consequence; Que le semblable
peut aduenir, de reparer souuent
la Chair & le Sang dans le Corps
humain, afin que les Os, les Car-
tillages,

ullages, & les autres Parties, qu'on
restablit difficilement, le puissent estre en quelque façon, partie par le libre passage du bon Suc,
partie par ce r'habillement de
Chair, & de Sang nouueau.

APHORISME XXVIII.

LE Rafraichissement qui ne
passe point par l'Estomac,
sert à viure long-temps.

EXPLICATION.

EN voicy la Raison, qui est
telle, ce me semble, qu'on ne
la peut mettre en doute. Car côme vn grand Raffraischissement
(sur tout en matiere de Sang) est
necessairement requis à prolon-

ger la vie, cela ne se peut faire
par le dedans, comme il faut, sans
ruiner l'Estomach, & les Entrailles.

APHORISME XXIX.

CEt Assemblage de Destru-
ction, & de Reparation
(dont l'vn & l'autre sont des
effets de la chaleur) est vn grãd
Obstacle à la longue Vie.

EXPLICATION.

IL n'y a presque point de grand
Ouurage, qui ne soit ruiné par
l'Assemblage, ou, s'il faut ainsi
dire, par la Complication de Natures differentes. La raison est,
dautant que ce qui ayde d'vn costé, nüit de l'autre ; & voylà pour-

quoy il y faut apporter vne gráde
precaution. C'est ce que i'ay fait
iusques icy, autant que le téps, &
le lieu me l'ont permis, en separa-
rant les Chaleurs fauorables à la
Nature, de celles qui luy sont nuisibles, & pareillement ces autres
qui peuuent produire ces deux
effects ensemble.

APHORISME XXX.

L A Guerison des Mala-
dies demande diuers Re-
medes, selon la Saison; mais
il ne faut point s'attendre à
viure long-temps, que par le
moyen du bon Regime, & des
Diettes.

EXPLICATION

CE qui arriue par Accident,
cesse sans doute, quand la

cause en eſt oſtée. Mais il eſt du
Cours de la Nature, comme dĕ
celuy de la Riuiere, où pour aller
à contre-mont, on a beſoin de
Vent, & de Rames. Par où ie
veux dire, qu'au courant des Maladies, il faut oppoſer les Dietes;
Il y en a de deux ſortes, dont les
vnes ſont reglées, qu'on fait en
quelques ſaiſons de l'Année; &
les autres Ordinaires, pource qu'-
elles ſont côme tournées en couſtume. Ie n'en trouue point de
plus vtiles, que celles dont on vſe
de temps en temps, qui conſiſtent
en vne ſuitte de Remedes, que
l'on prend, comme i'ay dit, en
leur Saiſon. Car quant à ces autres, qui ont tant de force, qu'ils
peuuent quelquefois bouleuerſer
le temperement du Corps; ils ſont

trop actifs, & plus hazardeux incomparablement que ceux qu'on s'est rendu familiers, & que l'on peut prendre aussi, sans rien craindre: A raison dequoy trois sortes de Dietes seulement vous sont proposées dans nos Remedes. La premiere se fait par les Opiates: La seconde, pour Ramollir; Et la troisiesme, pour Amaigrir, & Renoueller. Mais parmy les Regles que i'ay prescrites pour la Diette ordinaire, voicy ce qu'il y a de plus puissant, & qui va du pair auecque l'effet des autres Diettes. C'est le Nitre, & ce qui tient de luy; C'est le Reglement des Passions; c'est la qualité des emplois où l'on s'adonne; Ce sont les Rafraichissemens, qui ne passent point par l'Estomach; Les

Breuuages qui arroufent les Parties ; le Meflange du Sang, auec des Matieres plus folides, comme les Perles, & les Bois ; Les Onctiós propres à reprimer l'Air, & retenir les Efprits ; Les Chofes qui efchauffent au dehors, durant *l'Affimilation*, qui fe fait apres le Sommeil ; L'Abftinence de celles qui bruflent les Efprits, par vne trop grande acrimonie, commé le Vin, & les Efpices ; Et l'vfage moderé de celles qui les fortifient par leur Chaleur, comme le Saffran, le Nafturce, l'Ail, l'*Enula*, & les Opiates compofées.

APHORISME XXXI.

L'*Efprit Vital meurt, quãd il manque de mouuement, de Rafraichiffement, ou de Nourriture.*

EXPLICATION.

CEla veut dire que ces trois
Choses venant à defaillir,
sont ce que nous auons appellé cy-
deuant *les Approches de la Mort*,
& les propres Symptomes des
Esprits. Car tous les Organes des
principales Parties, seruent ensemble à ces trois Fonctions ; Et
de plus, toute destruction des Organes, qui est mortelle, en vient
là, qu'elle ruïne les trois Fonctiós,
ou quelqu'vne d'elles ; De maniere que tous les autres achemine-
mens à la Mort, aboutissent à
ceux-cy ; Et quant à la Structu-
re des Parties, elle se peut dire
l'Organe de l'Esprit, cóme celuy-
cy l'est de l'Ame raisonnable, qui
n'a point de Corps, & qui est aussi
Diuine.   Ii iiij

APHORISME XXXII.

LA Flamme est vne Sub-stance de peu de durée; l'Air en est vne Fixe ; Et les Esprits Vitaux de l'Animal sont d'vne Nature meslée.

EXPLICATION.

CEste Matiere est plus releuée, plus subtile, & plus longue à expliquer que ne requiert la Recherche qu'il en faudroit faire icy; Cependant, il faut sçauoir que comme la Flamme se produit, & s'esteint tout d'vn coup, aussi est-ce successiuement qu'elle s'entretient. Mais quant à l'Air, c'est vn Corps Fixe, qui ne se dissipe aucunement. Car bien qu'vn Air

en engendre vn autre, d'vne Humidité qui est *Aqueuse*, le vieux
demeure pourtant; & c'est d'où
procede cette surcharge d'Air,
dont i'ay parlé au Tiltre *des
Vents*. Mais l'Esprit tient de
l'vn & de l'autre, c'est à dire de la
Flamme, & de l'Air; aussi-bien
que l'Huyle, qui est d'vne Nature
de Flamme: & que l'Air, qui participe à celle de l'Eau, joint qu'ils
sont tous deux, son aliment: car
l'Esprit n'est pas seulement nourry de choses simplement Oleagineuses, ou Aqueuses, mais de
tous les deux; Et quoy que l'Air
ne s'accommode pas bien auec
que la Flamme, ny l'Huyle auec
l'Eau; neantmoins ils ne s'accor-
dent pas mal, quand ils sont
meslez. L'Esprit tire encore de

l'Air, ſes plus delicates, & plus ſub-
tiles Operations: Et de la Flamme
ſes principaux Mouuemens; D'a-
uantage, la Durée de l'Eſprit eſt
vne choſe compoſée, qui n'eſt
ny ſi paſſagere que la Flamme, ny
ſi Fixe que l'Air; Et voila pourquoy elle ne ſuit non plus la Nature de la Flamme, qui s'eſteint
par Accident, c'eſt à dire, par ſes
contraires qui l'enuironnent; ce
que l'Eſprit ne ſouffre pas. Que ſi
vous voulez ſçauoir comment il
eſt reparé, c'eſt par le Sang vigoureux des Arteres les plus deſliées,
qui s'inſinuent dans le Cerueau.
Mais cette Reparation ſe fait d'v-
ne façon qui luy eſt particuliere,
dont il n'eſt pas beſoin de parler
icy.]

FIN.

ADVERTISSEMENT.

Ncore que ce ne soit pas ma
coustume, de mettre à la fin de
mes liures, vne liste des fautes d'impression, qui s'y peuuent estre passées;
Neantmoins, pource que mon indi-
sposition m'ayant empesché de lire celuy-cy, a esté cause qu'il s'y en est glis-
sé quelques vnes assez remarquables,
i'ay bien voulu vous en aduertir, &
vous prier de les corriger ainsi.

Page 10. *permanent*, lisez *permanente;*
long-vemps, l. *long-temps.* p. 97. *le Bro-*
chet est vn &c. l. *qui est vn.* p. 107. *veau*
chanue, l. *vieux chanue.* p. 130. *Anaste*,
l. *Anastase.* p. 143. *que neanimoins*, l.
sans que neanimoins. p. 194. *santé*, l. *la*
santé. p. 213. *vn tel*, l. *en vn tel.* p. 218.
Chaudes, l. *Chauds.* p. 222. *Quand*, l.
Quant. p. 238. *Bourroche*, l. *Bourra-*
che. p. 264. *l'esclat*, l. *l'estat.* p. 267. *les*
lieux, l. *les lieux.* p. 270. *connuëe*, l. *con-*
tinuëe. p. 303. *Netersifs*, l. *Detersifs.*

p. 305. *Hebes*, l. *Herbes*. p. 306. *soit logée*, l. *soient logées*. p. 312. *Sanlaux*, l. *Sandaux*. p. 351. *par le long*, l. *le long*. p. 352. *m'attenuë*, l. *n'attenuë*. p. 405. *transparations*, l. *transpirations*. p. 406. *Catharriques*, l. *Cathartiques*. p. 411. *ne demeure*, l. *en demeure*. p. 427. *nanition*, l. *inanition*, p. 466 *cela vient clore*, l. *cela veut dire*. p. 491. *point de soin*, l. *point besoin*. p. 495. *ainsi celles*, l. *ainsi que celles* p. 498. *se*, l. *ce*.

Si vous y trouuez, comme ie n'en doute pas, quelques autres fautes, qui viennent, ou de l'Imprimeur, ou de moy, vous m'obligerez d'y suppléer, & de les excuser par mesme moyen.